中国中药资源大
——中药材系列

中药材生产加工适宜技术丛书

中药材产业扶贫计划

柴胡生产加工适宜技术

总 主 编　黄璐琦

主　　编　闫敬来　滕训辉

副 主 编　谢晓亮　朱田田　杜　弢

中国医药科技出版社

内 容 提 要

《中药材生产加工适宜技术丛书》以全国第四次中药资源普查工作为抓手，系统整理我国中药材栽培加工的传统及特色技术，旨在科学指导、普及中药材种植及产地加工，规范中药材种植产业。本书为柴胡生产加工适宜技术，包括：概述、柴胡药用资源、柴胡种植加工技术、柴胡特色适宜技术、柴胡药材质量评价、柴胡现代医药研究、柴胡中药性能与应用等内容。本书适合中药种植户及中药材生产加工企业参考使用。

图书在版编目（CIP）数据

柴胡生产加工适宜技术 / 闫敬来，滕训辉主编. — 北京：中国医药科技出版社，2017.11

（中国中药资源大典. 中药材系列. 中药材生产加工适宜技术丛书）

ISBN 978-7-5067-9521-0

Ⅰ.①柴… Ⅱ.①闫… ②滕… Ⅲ.①柴胡—中药加工 Ⅳ.① R282.71

中国版本图书馆 CIP 数据核字（2017）第 201385 号

美术编辑 陈君杞
版式设计 锋尚设计

出版　中国医药科技出版社
地址　北京市海淀区文慧园北路甲 22 号
邮编　100082
电话　发行：010-62227427　邮购：010-62236938
网址　www.cmstp.com
规格　710×1000mm　¹/₁₆
印张　16³/₄
字数　161 千字
版次　2017 年 11 月第 1 版
印次　2017 年 11 月第 1 次印刷
印刷　北京盛通印刷股份有限公司
经销　全国各地新华书店
书号　ISBN 978-7-5067-9521-0
定价　32.00 元

中药材生产加工适宜技术丛书
—— 编委会 ——

总 主 编 黄璐琦

副 主 编 （按姓氏笔画排序）

王晓琴	王惠珍	韦荣昌	韦树根	左应梅	叩根来
白吉庆	吕惠珍	朱田田	乔永刚	刘根喜	闫敬来
江维克	李石清	李青苗	李旻辉	李晓琳	杨 野
杨天梅	杨太新	杨绍兵	杨美权	杨维泽	肖承鸿
吴 萍	张 美	张 强	张水寒	张亚玉	张金渝
张春红	张春椿	陈乃富	陈铁柱	陈清平	陈随清
范世明	范慧艳	周 涛	郑玉光	赵云生	赵军宁
胡 平	胡本详	俞 冰	袁 强	晋 玲	贾守宁
夏燕莉	郭兰萍	郭俊霞	葛淑俊	温春秀	谢晓亮
蔡子平	滕训辉	瞿显友			

编　　委 （按姓氏笔画排序）

王利丽	付金娥	刘大会	刘灵娣	刘峰华	刘爱朋
许 亮	严 辉	苏秀红	杜 弢	李 锋	李万明
李军茹	李效贤	李隆云	杨 光	杨晶凡	汪 娟
张 娜	张 婷	张小波	张水利	张顺捷	陈清平
林树坤	周先建	赵 峰	胡忠庆	钟 灿	黄雪彦
彭 励	韩邦兴	程 蒙	谢 景	谢小龙	雷振宏

学术秘书 程 蒙

序

    我国是最早开始药用植物人工栽培的国家，中药材使用栽培历史悠久。目前，中药材生产技术较为成熟的品种有200余种。我国劳动人民在长期实践中积累了丰富的中药种植管理经验，形成了一系列实用、有特色的栽培加工方法。这些源于民间、简单实用的中药材生产加工适宜技术，被药农广泛接受。这些技术多为实践中的有效经验，经过长期实践，兼具经济性和可操作性，也带有鲜明的地方特色，是中药资源发展的宝贵财富和有力支撑。

    基层中药材生产加工适宜技术也存在技术水平、操作规范、生产效果参差不齐问题，研究基础也较薄弱；受限于信息渠道相对闭塞，技术交流和推广不广泛，效率和效益也不很高。这些问题导致许多中药材生产加工技术只在较小范围内使用，不利于价值发挥，也不利于技术提升。因此，中药材生产加工适宜技术的收集、汇总工作显得更加重要，并且需要搭建沟通、传播平台，引入科研力量，结合现代科学技术手段，开展适宜技术研究论证与开发升级，在此基础上进行推广，使其优势技术得到充分的发挥与应用。

    《中药材生产加工适宜技术》系列丛书正是在这样的背景下组织编撰的。该书以我院中药资源中心专家为主体，他们以中药资源动态监测信息和技术服务体系的工作为基础，编写整理了百余种常用大宗中药材的生产加工适宜技术。全书从中药材

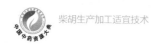

的种植、采收、加工等方面进行介绍，指导中药材生产，旨在促进中药资源的可持续发展，提高中药资源利用效率，保护生物多样性和生态环境，推进生态文明建设。

丛书的出版有利于促进中药种植技术的提升，对改善中药材的生产方式，促进中药资源产业发展，促进中药材规范化种植，提升中药材质量具有指导意义。本书适合中药栽培专业学生及基层药农阅读，也希望编写组广泛听取吸纳药农宝贵经验，不断丰富技术内容。

书将付梓，先睹为悦，谨以上言，以斯充序。

中国中医科学院 院长

中 国 工 程 院 院士 张伯礼

丁酉秋于东直门

总 前 言

中药材是中医药事业传承和发展的物质基础，是关系国计民生的战略性资源。中药材保护和发展得到了党中央、国务院的高度重视，一系列促进中药材发展的法律规划的颁布，如《中华人民共和国中医药法》的颁布，为野生资源保护和中药材规范化种植养殖提供了法律依据；《中医药发展战略规划纲要（2016—2030年）》提出推进"中药材规范化种植养殖"战略布局；《中药材保护和发展规划（2015—2020年）》对我国中药材资源保护和中药材产业发展进行了全面部署。

中药材生产和加工是中药产业发展的"第一关"，对保证中药供给和质量安全起着最为关键的作用。影响中药材质量的问题也最为复杂，存在种源、环境因子、种植技术、加工工艺等多个环节影响，是我国中医药管理的重点和难点。多数中药材规模化种植历史不超过30年，所积累的生产经验和研究资料严重不足。中药材科学种植还需要大量的研究和长期的实践。

中药材质量上存在特殊性，不能单纯考虑产量问题，不能简单复制农业经验。中药材生产必须强调道地药材，需要优良的品种遗传，特定的生态环境条件和适宜的栽培加工技术。为了推动中药材生产现代化，我与我的团队承担了农业部现代农业产业技术体系"中药材产业技术体系"建设任务。结合国家中医

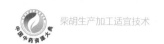

药管理局建立的全国中药资源动态监测体系，致力于收集、整理中药材生产加工适宜技术。这些适宜技术限于信息沟通渠道闭塞，并未能得到很好的推广和应用。

本丛书在第四次全国中药资源普查试点工作的基础下，历时三年，从药用资源分布、栽培技术、特色适宜技术、药材质量、现代应用与研究五个方面系统收集、整理了近百个品种全国范围内二十年来的生产加工适宜技术。这些适宜技术多源于基层，简单实用、被老百姓广泛接受，且经过长期实践、能够充分利用土地或其他资源。一些适宜技术尤其适用于经济欠发达的偏远地区和生态脆弱区的中药材栽培，这些地方农民收入来源较少，适宜技术推广有助于该地区实现精准扶贫。一些适宜技术提供了中药材生产的机械化解决方案，或者解决珍稀濒危资源繁育问题，为中药资源绿色可持续发展提供技术支持。

本套丛书以品种分册，参与编写的作者均为第四次全国中药资源普查中各省中药原料质量监测和技术服务中心的主任或一线专家、具有丰富种植经验的中药农业专家。在编写过程中，专家们查阅大量文献资料结合普查及自身经验，几经会议讨论，数易其稿。书稿完成后，我们又组织药用植物专家、农学家对书中所涉及植物分类检索表、农业病虫害及用药等内容进行审核确定，最终形成《中药材生产加工适宜技术》系列丛书。

在此，感谢各承担单位和审稿专家严谨、认真的工作，使得本套丛书最终付梓。希望本套丛书的出版，能对正在进行中药农业生产的地区及从业人员，有一些切实的参考价值；对规范和建立统一的中药材种植、采收、加工及检验的质量标准有一点实际的推动。

2017年11月24日

前　言

《柴胡生产加工适宜技术》是《中药材适宜技术丛书》的一部分，旨在对道地柴胡种植规范及采收加工技术的系统整理和总结，是指导中药材绿色种植与加工的专业科学普及书，内容包括柴胡的药用资源、种植与加工技术、特色适宜技术、药材质量评价、现代医药研究、中药性能与应用等。既要反映柴胡药材的最新研究成果，还要继承和发扬传统的技术方法，更要与柴胡生产加工实际相结合，力求适宜、实际、实用、实效。努力推动中药材规范化种植产业与精准扶贫融合，确保中药资源可持续利用与健康发展。

在编写过程中得到了山西中医学院、山西省药物培植场、甘肃中医药大学、河北省农林科学院经济作物研究所等科研院所的专家、学者以及第四次中药资源普查人员的全力支持和帮助，并提供部分技术资料和图片；为了提高本书编写质量，还引用了相关专家学者发表的论著，在此一并致谢。

由于编者水平有限，尽管我们已经做了最大的努力，但不足和疏漏之处仍在所难免，敬请广大读者指正。

特别提示：本书中所列中医方剂的功能主治及用法用量，仅供参考，实际服用请遵医嘱。

编者

2017年4月

目　录

第1章

概　述

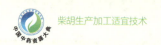

柴胡为常用解表药。商品为伞形科植物柴胡*Bupleurum chinense* DC.或狭叶柴胡*B. scorzonerifolium* Willd.的干燥根。按性状不同，分别习称"北柴胡"和"南柴胡"。其味苦、辛，性微寒。能和解表里，疏肝，升阳。用于感冒发热，寒热往来，胸胁胀痛，月经不调，子宫脱垂，脱肛[1]。我国的商品柴胡多见根（未加工）或饮片，柴胡因购买方便、使用简单（煎服即可），且在解热、保肝、提高免疫、抗病毒等方面有较好的药理作用，近年来使用者呈增多趋势；逍遥散、小柴胡汤、大柴胡汤、柴胡舒肝散等经典处方55个，因临床疗效显著而被广泛应用；我国几千余家药品生产企业所生产的2000余个品种的中成药中都含有柴胡，常见的品种主要有逍遥丸、鳖甲煎、平肝舒络丸、加味逍遥丸、柴胡舒肝丸、清宫丸、消温解毒丸、感冒丸、黄疸肝炎丸、舒肝止痛丸、舒肝和胃丸等共438种。山西太行药业股份有限公司的正柴胡饮胶囊和天津天士力制药股份有限公司的柴胡滴丸被国家列为中药保护品种。我国约有500多家兽药生产企业，每年以柴胡为主要原料生产的兽药有300余种，所需柴胡的量比较大，主要用于大牲畜及家禽类流感、传染性疾病等的预防及治疗。此外，每年销往港澳台地区及国际市场上的数量已300余吨，且呈逐年上升趋势。巨大的药用价值以及特殊的临床疗效，决定了柴胡使用范围的广泛性。

柴胡属植物作为中药柴胡原料的约20种，北柴胡和狭叶柴胡为《中国药典》收载品种；小叶黑柴胡*B. smithii* Wolff var. *parvifolium* Shan et Y. Li药材名为黑柴胡，收载于《宁夏中药材标准》（1993年版）；竹叶柴胡*B. marginatum* Wall. ex DC. 收载于《湖南省中药材标准》（2009年版）；黑柴胡*B. smithii* Wolff、黄花鸭跖柴胡*B. commelynoideum* de

Boiss. var. *flaviflorum* Shan et Y. Li药材名为黑柴胡，收载于《甘肃省中药材标准》（2008年版）；银州柴胡*B. yinchowense* Shan et Y. Li药材名为红柴胡，收载于《甘肃省中药材标准》（2008年版）；烟台柴胡*B. chinense* DC. f. *vanheurckii*（Muell.–Arg.）Shan et Y. Li药材名为烟台柴胡，收载于《山东省中药材标准》（2002年版）；同属植物锥叶柴胡等在一些产区当柴胡使用。后因在东北服用大叶柴胡*B. longiradiatum* Turcz.发生中毒死亡事故，《中华人民共和国药典》自1985年版起，规定来源仅为柴胡和狭叶柴胡，并指出大叶柴胡有毒，不可当柴胡药用的规定。

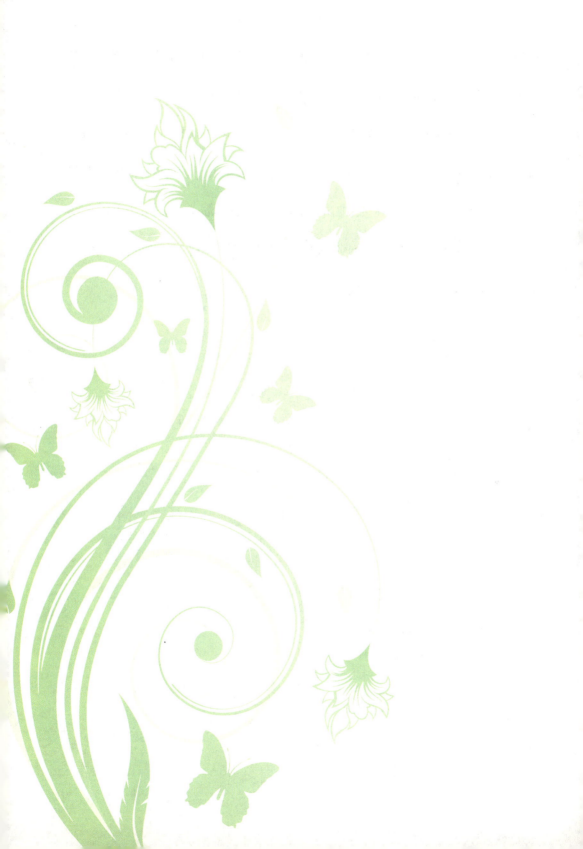

第2章

柴胡药用资源

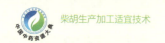

第一节　柴胡的植物学特征与分类检索

一、植物学形态特征

1. **北柴胡**（中药志）　竹叶柴胡（植物名实图考）、硬苗柴胡（东北药用植物图志）、韭叶柴胡（安徽）。

Bupleurum chinense DC.

伞形科 Umbelliferae　柴胡属 *Bupleurum*

多年生草本，高50～85cm。主根较粗大，棕褐色，质坚硬。茎单一或数茎，表面有细纵槽纹，实心，上部多回分枝，微作"之"字形曲折。基生叶倒披针形或狭椭圆形，长4～7cm，宽6～8mm，顶端渐尖，基部收缩成柄，早枯落；茎中部叶倒披针形或广线状披针形，长4～12cm，宽6～18mm，有时达3cm，顶端渐尖或急尖，有短芒尖头，基部收缩成叶鞘抱茎，脉7～9，叶表面鲜绿色，背面淡绿色，常有白霜；茎顶部叶同行，但更小。复伞形花序很多，花序梗细，常水平伸出，形成疏松的圆锥状；总苞片2～3，或无，甚小，狭披针形，长1～5mm，宽0.5～1mm，3脉，很少1或5脉；伞辐3～8，纤细，不等长，长1～3cm；小总苞片5，披针形，长3～3.5mm，宽0.6～1mm，顶端尖锐，3脉，向叶背凸出；小伞直径4～6mm，花5～10；花柄长1mm；花直径1.2～1.8mm；花瓣鲜黄色，上部向内折，中肋隆起，小舌片矩圆形，顶端2浅裂；花柱基深黄色，宽于子房。果广椭圆形，棕色，两侧略扁，长约3mm，宽约2mm，棱狭翼状，淡棕色，每棱槽油管

3，很少4，合生面4条。花期9月，果期10月（图2-1）。

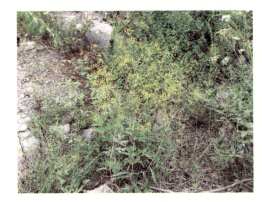

图2-1　北柴胡

产于我国东北、华北、西北、华东和华中各地。生长于向阳山坡路边、岸旁或草丛中。

本种分布广泛，中药材上称为北柴胡的多为本种及其三个变型，医药上应用很广泛。

a. 北京柴胡

Bupleurum chinense DC. f. *pekinense*（Franch.）Shan ct Y. Li

本变型与原种主要区别在于：下部茎生叶椭圆状披针形，长5～10cm，宽1～2cm，硬纸质，两面现灰绿色（图2-2）。

产于北京、河北、山西和陕西等省。生长于海拔560～1550m的山坡草地。模式标本采自北京。

b. 烟台柴胡

Bupleurum chinense DC. f. *vanheurckii*（Muell. -Arg.）Shan et Y. Li

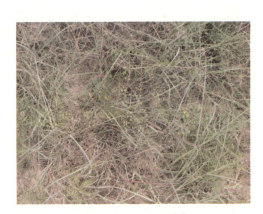

图2-2　北京柴胡[2]

本变型与原种的区别在于：小总苞片4～5，绿色，卵状披针形，有白色边缘，长略超过小伞形花序或仅及果伞的1/2（图2-3）。

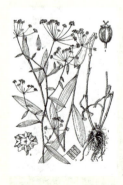

图2-3　烟台柴胡[3]

产于吉林、辽宁、、山东、山西等省，海拔200～950m的山坡草地。模式标本采自山东烟台。

c. 多伞北柴胡

Bupleurum chinense DC. f. *chiliosciadium*（Wolff）Shan et Y. Li

本变型与原种不同之处在于：分枝细而多，小伞形花序多，直径约5mm，伞辐亦短，长1.5～2cm。产河北、陕西和安徽等省。模式标本采自河北小五台山。

d. 百花山柴胡

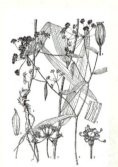

图2-4　百花山柴胡[3]

Bupleurum chinense DC. f. *octoradiatum*（Bunge）Shan et Sheh

本变型与原种不同之处在于：茎上部分枝向两侧均匀开展，不呈"之"字形分枝；小总苞片4～5，椭圆状披针形，通常超过花期小伞形花序而略长于果柄；伞辐通常8条，有时5～14条（图2-4）。

本变型与北京柴胡极相似，但分枝较少，不呈重复二歧式分枝。

产于我国北部，吉林、河北、山西等省。生长于海拔200～2500m的山坡草地、阴坡林下、林缘路旁及河谷地带。模式标本采自北京百花山。[3]

2. 红柴胡（各地）香柴胡（东北）、软柴胡（我国北部）、狭叶柴胡、软苗柴胡、南柴胡（中药志）。

Bupleurum scorzonerifolium Willd.

伞形科 Umbelliferae　柴胡属 *Bupleurum*

多年生草本，高30～60cm。主根发达，圆锥形，支根稀少，深红棕色，表面略皱缩，上端有横环纹，下部有纵纹，质疏松而脆。茎单一或2～3，基部密覆叶柄残余纤维，细圆，有细纵槽纹，茎上部有多回分枝，略呈"之"字形弯曲，并成圆锥状。叶细线形，基生叶下部略收缩成叶柄，其他均无柄，叶长6～16cm，宽2～7mm，顶端长渐尖，基部稍变窄抱茎，质厚，稍硬挺，常对折或内卷，3～5脉，向叶背凸出，两脉间有隐约平行的细脉，叶缘白色，骨质，上部叶小，同形。伞形花序自叶腋间抽出，花序多，直径1.2～4cm，形成较疏松的圆锥花序；伞辐（3）4～6（8），长1～2cm，很细，弧形弯曲；总苞片1～3，极细小，针形，长1～5mm，宽0.5～1mm，1～3脉，有时紧贴伞辐，常早落；小伞形花序直径4～6mm，小总苞片5，紧贴小伞，线状披针形，长2.5～4mm，宽0.5～1mm，细而尖锐，等于或略超过花时小伞形花序；小伞形花序有花（6）9～11（15），花柄长1～1.5mm；花瓣黄色，舌片几乎与花瓣的对半等长，顶端2浅裂；花柱基厚垫状，宽于子房，深黄色，柱头向两侧弯曲；子房主棱明显，表面常有白霜。果广椭圆形，长2.5mm，宽2mm，深褐色，棱浅褐色，粗钝凸出，油管每棱槽中5～6，合生面4～6。花期7～8月，果期8～9月。

红柴胡广布于我国黑龙江、吉林、辽宁、河北、山东、山西、陕西、江苏、安徽、广西及内蒙古、甘肃等地。生于干燥的草原及向阳山坡上，灌木林边缘，海拔160～2250m。分布于苏联西伯利亚东部及西部、蒙古、朝鲜至日本。

本种与锥叶柴胡 *B. bicaule* Helm 极近似，主要特征为主根发达，挺直，红棕色，

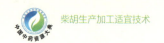

根茎不分枝，故不为丛生状。茎基常覆盖着叶柄残余的维管束。茎较高，通常单一，或2～3枝，上部多回分枝，略呈"之"字形弯曲，叶窄线形上下两端等窄，质较硬挺。花序多而小，总苞极细小。果深褐色，每棱槽内油管5～6，合生面4～6。

本种及2个变型的根均入药，称红柴胡，《图经本草》所载柴胡的一种曰："生丹州，结青子，与他处者不类。根赤色，似前胡而强，芦头有赤毛，如鼠尾，独窠长者好"，可能即指陕西所产的红柴胡，丹州即今陕北宜川县。

a. 长伞红柴胡

Bupleurum scorzonerifolium Willd. f. *longiradiatum* Shan et Y. Li

本变型特点为花序梗长2.5～3cm，伞辐特长，长11～35mm，小总苞片也特长，长4～7mm，果棱粗而明显。

产于辽宁、河北、青海。模式标本采自河北风口岩。

b. 少花红柴胡

Bupleurum scorzonerifolium Willd. f. *pauciflorum* Shan et Y. Li

本变型主要特征为伞辐少，仅2～3条，很少4～5条，较短，长3～12mm，每小伞形花序有花4～6，很少8。

产于江苏南京、江浦、龙潭、镇江、无锡、宜兴一带。生长于向阳山坡上，海拔300m。为红柴胡 *B. scorzonerifolium* Willd. 分布至江苏的变型。

本种在江苏各地作为柴胡入药。多于春季采收嫩苗称"春柴胡"，又称"芽胡"。[4]

二、植物学分类检索

1. 柴胡属

Bupleurum L.

伞形科 Umbelliferae

通常多年生，较少一年生草本，有木质化的主根和须状支根。茎直立或倾斜，高大或矮小，枝互生或上部呈叉状分枝，光滑，绿色或粉绿色，有时带紫色。单叶全缘，基生叶多有柄，叶柄有鞘，叶片膜质、草质或革质；茎生叶通常无柄，基部较狭，抱茎，心形或被茎贯穿，叶脉多条近平行呈弧形。花序通常为疏松的复伞形花序，顶生或腋生；总苞片1～5，叶状，不等大；小总苞片3～10，线状披针形、倒卵形、广卵形至圆形，短于或长过于小伞形花序，绿色、黄色或带紫色；复伞形花序有少数至多数伞辐；花两性；萼齿不显；花瓣5，黄色，有时蓝绿色或带紫色，长圆形至圆形，顶端有内折小舌片；雄蕊5，花药黄色，很少紫色；花柱分离，很短，花柱基扁盘形，直径超过子房或相等。分生果椭圆形或卵状长圆形，两侧略扁平，果棱线形，稍有狭翅或不明显，横剖面圆形或近五边形；每棱槽内有油管1～3，多为3，合生面2～6，多为4，有时油管不明显；心皮柄2裂至基部，胚乳腹面平直或稍弯曲。

本属100余种，主要分布在北半球的亚热带地区。我国现知有36种17变种，7变型，多产于西北与西南高原地区，其他地区也有，但种类较少。

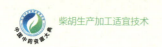

柴胡为常用中药，我国自古以来一直广泛应用，为解热要药，有解热、镇痛、利胆等作用。据报道，现各地有制成柴胡注射液的，用以治疗流感、感冒等上呼吸道感染。本属植物作为中药柴胡原料的约20种，主要的种类有：北柴胡 *B. chinense* DC.、红柴胡 *B. scorzonerifolium* willd.、银州柴胡 *B. yinchowense* Shan et Y. Li、黑柴胡 *B. smithii* Wolff 以及马尾柴胡 *B. microcephalum* Diels、锥叶柴胡 *B. bicaule* Helm 等。[6]

柴胡属植物分类检索表

1 小总苞片大而阔似"花瓣"，卵形、广卵形至近圆形，绿色或带黄色、蓝紫色或紫红色。

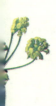

2 茎生叶大（达15cm），广卵形，先端钝形，基部扩展，心形或有较大叶耳，通常被茎所贯穿 ……………………………………… **金黄柴胡*Bupleurum aureum* Fisch.**

2 茎生叶小，无被茎贯穿现象。

  3 植株矮小，高7～20cm，较少超过25cm。

    4 小总苞片黄色或带紫色。

      5 植株矮小匍伏，高10～14cm；小总苞片6～10，广卵圆形，先端急尖，有小凸尖头，带紫色（产云南）……… **匍枝柴胡*Bupleurum dalhousieanum* (Clarke) K.-Pol.**

      5 植株直立，高10～25cm；小总苞片5～8，带黄色有时带紫色（产新疆）……

………………………………… **三辐柴胡*Bupleurum triradiatum* Adams ex Hoffm.**

    4 小总苞片多绿色。

6　小总苞片通常5，长椭圆形，先端长尾状渐尖，基部楔形，长超过花序1.5～2倍（产云

南）······························· 云南柴胡*Bupleurum yunnanense* Franch.

6　小总苞片5～6，卵状椭圆形，先端圆或钝，有小尖头，淡绿色，略带浅蓝白霜，小

脉明显（产新疆）······················· 密花柴胡*Bupleurum densiflorum* Rupr.

3　植株高，超过25cm以上。

　　7　茎基部木质化，近茎中部转为革质；茎中部叶椭圆形，先端圆钝或截头。

　　　　8　花黄色；叶背灰白色；小总苞片5，广椭圆形，长超过小伞花序··············

　　　　··············· 川滇柴胡*Bupleurum candollei* Wall. ex DC.

　　　　8　花紫色；叶背灰白色；小总苞片5，长超过小伞花序···············

　　　　········ 紫红川滇柴胡*Bupleurum candollei* Wall. ex DC. var. *atropurpureum* C. Y. Wu

　　7　茎基部非木质化；茎中部叶非椭圆形。

　　　　9　茎生叶有明显叶柄，长披针形，先端有长尖头，边缘淡紫色；小总苞片

　　　　5～7，椭圆状披针形，长超过果柄（产川、滇等省）···············

　　　　··············· 有柄柴胡*Bupleurum petiolulatum* Franch.

　　　　9　茎无叶无柄。

　　　　　　10　茎中部叶卵状披针形，先端尾状长渐尖；花瓣常为紫色，极少为黄色而外

　　　　　　部紫色。

　　　　　　　　11　茎多单生；茎上部叶基部心形；中央伞形花序的总苞片大而显著，2～5

　　　　　　　　片，宿存；伞辐长而弯曲；小总苞片通常5～7（产吉林）···············

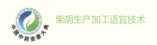

·························· 大苞柴胡*Bupleurum euphorbioides* Nakai

11 茎丛生；茎上部叶基部广楔形或圆楔形；总苞片1～2常早落；小总苞片7～9；伞辐挺直或成弧形（产西南各省）。

12 小总苞片带紫色·············紫花鸭跖柴胡*Bupleurum commelynoideum* Boiss.

12 小总苞片黄色··

········· 黄花鸭跖柴胡*Bupleurum commelynoideum* Boiss. var. *flaviflorum* Shan et Y. Li

10 茎中部叶先端无尾状长尖；花瓣多黄色。

13 茎生叶卵状椭圆形，先端急尖或钝圆，茎上部叶广卵形或近圆形，先端钝尖或圆，边缘紫色；小总苞片5，椭圆状倒卵形，长超过花柄··············

·························· 丽江柴胡*Bupleurum rockii* Wolff

13 茎生叶狭长、线形或披针形，茎上部叶不成广卵形或近圆形。

14 植株通常单生；小总苞片通常5；花黄绿色。

15 伞形花序的伞辐常重复分枝成两伞形花序，高20～40cm ··············

·························· 贵州柴胡*Bupleurum kweichowense* Shan

15 伞形花序的伞辐无上述重复分枝现象，高50～100cm··············

········· 空心柴胡*Bupleurum longicaule* Wall. ex DC. var. *franchetii* Boiss.

14 植株通常丛生；小总苞片5片或6片以上。

16 茎细弱；叶线状披针形，叶背泛白；小总苞片5（产四川北部）······

······ 细茎有柄柴胡*Bupleurum petiolulatum* Franch. var. *tenerum* Shan et Y. Li

16　茎较粗壮；叶披针形或倒披针形，叶背不呈灰白色。

17　茎有分枝；复伞形花序较多，伞辐挺直；基生叶披针形；小总苞片5（产陕西秦岭）

················· 秦岭柴胡*Bupleurum longicaule* Wall. ex DC. var. *giraldii* Wolff

17　茎直立，不分枝或上部很少有短分枝。

18　基中空显著；小总苞片多为5；分布西南湿润较暖地区。

19　基生叶线状披针形；复伞形花序通常单生顶端，伞辐稍向外弯曲··················

·················· 长茎柴胡*Bupleurum longicaule* Wall. ex DC.

19　基生叶线形，基部抱茎无柄；中部叶长披针形，基部圆形，抱茎；复伞形花序稀少

·············· 抱茎柴胡*Bupleurum longicaule* Wall. ex DC. var. *franchetii* Boiss.

18　叶披针形；小总苞片6片以上。

20　叶较窄，宽7～16mm，先端渐尖；小总苞片也较窄，7～12片，卵状披针形，

长于或略短于小伞形花序；根红棕色，几不分技，茎基有纤维状叶鞘残余

（多产东北呼省）··················· 兴安柴胡*Bupleurum sibiricum* Vest

20　叶较阔，宽10～20mm，先端急尖；小总苞片6～9，朝阔，卵形至阔卵形；

根黑褐色，质松，多分枝，茎基部无纤维状叶鞘残余（多产华北各省区）······

···················· 黑柴胡*Bupleurum smithii* Wolff

21　叶大，宽可达2.6cm，茎中、上部的叶基成深心形或深耳形，抱茎·········

········· 耳叶黑柴胡*Bupleurum smithii* Wolff var. *auriculatum* Shan et Y. Li

21　叶小，宽仅3～7mm，茎中、上部的叶基抱茎，但不成深心形或深耳形···

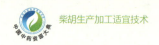

………………………… 小叶黑柴胡*Bupleurum smithii* **Wolff var.** *parvifolium* **Shan et Y. Li**

1 小总苞片小而狭窄，大多为披针形，较少卵状披针形，绿色。

22 叶大形，基生叶有长柄，茎中部叶狭卵形至广卵形，基部扩大成心形或有叶耳

抱茎……………………… 大叶柴胡*Bupleurum longiradiatum* **Turcz.**

23 花序梗较短，伞辐亦短，长10～20mm；花瓣黄色 ………………………

… 短伞大叶柴胡*Bupleurum longiradiatum* **Turcz. var.** *breviradiatum* **Fr. Schmidt**

23 花序梗较长（3～10cm），伞辐长25～35mm；花瓣深紫色 ………………

… 紫花大叶柴胡*Bupleurum longiradiatum* **Turcz. var.** *porphyranthum* **Shan et Y. Li**

22 叶非大形，茎中部叶窄线形、线形至披针形，较少长圆状、椭圆形，基部不扩

大，楔形或叶柄状。

24 植株矮，丛生，直立或匍伏，高2～20cm。

25 茎基部有毛刷状的叶鞘残留纤维 …… 锥叶柴胡*Bupleurum bicaule* **Helm**

25 茎基部无毛刷状的叶鞘残留纤维。

26 植株带灰绿色，果棱显著或成宽翅。

27 植株高2～10cm，果棱显著或稍成翅状（产内蒙古、新疆等地）…

………………………… 短茎柴胡*Bupleurum pusillum* **Krylov**

27 植株高10cm以上，果棱呈宽翅状（产我国西藏）………………

………………………… 翅果柴胡*Bupleurum alatum* **Shan et Sheh**

26 植株带红色。

28 主茎极短；花序梗多自基部抽出，顶生的伞形花序的伞辐4～7，侧生的伞形花序的伞辐3～6；小总苞片6～8，少有5片；果棱槽油管1，合生面2 ··············· ···················· 簇生柴胡*Bupleurum condensatum* **Shan et Y. Li**

28 伞形花序无上述簇生现象，伞辐较少，通常3条；小总苞片3～5，不等大；果棱粗而显，每棱槽油管4（少有5条），合生面4 ······························· ························· 纤细柴胡*Bupleurum gracillimum* **Klotzsch**

24 植株高大，通常在20cm以上，单生或丛生。

29 主根表面红棕色，支根稀少。

30 基部没有毛刷状的叶鞘残留纤维；叶倒披针形或线形，先端圆或急尖，有小尖头；根表面淡红棕色··········银州柴胡*Bupleurum yinchowense* **Shan et Y. Li**

30 茎基部有多数毛刷状的叶鞘残留纤维；叶线形，先端尖锐或长渐尖，质较硬；根表面红棕色。

31 植株高15～80cm；叶窄线形，长6～18cm，宽0.8～1.0mm··············· ···················· 线叶柴胡*Bupleurum angustissimum* (Franch.) **Kitag.**

31 植株高30～60cm；叶线形，长6～16cm，宽2～7mm ······················ ······························ 红柴胡*Bupleurum scorzonerifolium* **Willd.**

32 伞辐长11～35mm，6～8条；小伞形花序有花8～12·········· ········· 长伞红柴胡*Bupleurum scorzonerifolium* **Willd. f.** *longiradiatum* **Shan et Y. Li**

32 伞辐长3～12mm，2～3条；小伞形花序有花4～6············

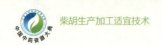

··················· 少花红柴胡*Bupleurum scorzonerifolium* Willd. f. *pauciflorum* Shan et Y. Li

29 主根表面非红棕色。

33 叶脉网状脉细而清晰,沿支脉边缘和末端有红棕色斑点;果棱槽中油管1,合生面2(产西南各省区)···················· 小柴胡*Bupleurum hamiltonii* Balakr.

33 叶脉网状脉不清晰,无红棕色斑点;果棱槽中油管1~3,合生面2~4。

34 叶狭线形,宽10mm以下,通常宽2~5mm。

35 多茎丛生,根颈部分棱抽出数茎。

36 小总苞片5,线状披针形,通常短于果柄,果实每棱槽中油管1,合生面2;根颈部粗壮,多分枝,木质化,灰黄色(产新疆)···················

··················· 新疆柴胡*Bupleurum exaltatum* Marsh.-Bieb.

36 小苞片5~7,椭圆状披针形,略短于或等于小伞形花序;果实每棱槽中油管3,合生面4;根颈细嫩,非木质化,棕褐色(产四川、青海)········

··················· 马尔康柴胡*Bupleurum malconense* Shan et Y. Li

35 茎单生。

37 伞辐1~3条;叶较少而小,分枝多(产四川)···················

··················· 汶川柴胡*Bupleurum wenchuanense* Shan et Y. Li

37 伞辐3条以上。

38 叶线形,细长,根出叶长16~30cm,茎中部叶长8~20cm;花柄短而较粗,长1~1.5mm;产四川 ······ 马尾柴胡*Bupleurum microcephalum* Diels

38 叶线形，较短，根出叶长5～7cm，茎中部叶亦较短；花柄细长，长5～7mm，果柄可达

1cm（产陕西）·· **太白柴胡*Bupleurum dielsianum* Wolff**

34 叶披针形或广披针形或长圆状椭圆形。

39 叶大而宽，茎中部叶长8～14cm，宽1.5～3.5cm（产东北各省）·····················

·································· **长白柴胡*Bupleurum komarovianum* Lincz.**

39 叶片长短不一，较狭，宽有时达6～10mm。

40 果实每棱槽中油管1，合生面2（产新疆）。

41 小总苞片7～9，披针形，长超过小伞形花序；果实密集，果期小伞形花序成

头状，根非木质化··················· **天山柴胡*Bupleurum tianschanicum* Freyn**

41 小总苞片5，披针形，通常反折，长超过果柄或与之等长；根木质化，根颈

部多分枝·············· **阿尔泰柴胡*Bupleurum krylovianum* Schischk. ex Kryl.**

40 果实每棱槽中油管3，合生面2～4。

42 叶较厚，近革质，有白色软骨质边缘，根粗厚，纺锤形，表面通常深红棕色。

43 茎基部多分枝，指状丛生；上部叶短披针形，灰绿色；通常向下反折

·································· **柴首*Bupleurum chaishoui* Shan et Sheh**

43 茎基部扭曲，少有分枝；上部叶长披针形，绿色，不向下反折。

44 叶长披针形，长10～16cm，宽6～14mm；小总苞片短于花柄 ·········

·················· **竹叶柴胡*Bupleurum marginatum* Wall. ex DC.**

44 叶较狭长，长3～10cm，宽3～6mm；少总苞片长过花柄

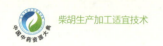

············ 窄竹叶柴胡*Bupleurum marginatum Wall. ex DC. var. stenophyllum (Wolff) Shan et Y. Li*

42 叶稍薄，无白色软骨质边缘；根通常有分枝，表面非深红棕色。

45 小总苞片薄膜质，有脉3～5条，细脉明显或不显，边缘透明。

46 伞辐2～5条，细瘦而挺直；小总苞片长过花期小伞花序，而短于果期小伞花序

（产四川）·············· 细柄柴胡*Bupleurum gracilipes Diels*

46 伞辐5～8；小总苞片长略越过小伞形花序或仅及果柄的1/2（产山东、辽宁）

············ 烟台柴胡 *Bupleurum chinense DC. f. vanheurckii (Muell. -Arg.) Shan et Y. Li*

45 小总苞片较厚，通常3脉，向背部突出，细脉不显，边缘不透明。

47 茎上部分枝较多，向两侧均匀开展，不呈"之"字形分歧；小总苞片5片，椭

圆状披针形，通常超过花期小伞花序而略长于果柄；伞辐通常8，有时5～14

（产吉林、河北、山西）··············

········· 百花山柴胡*Bupleurum chinense DC. f. octoradiatum (Bunge) Shan et Sheh*

47 茎上部分枝多成"之"字形分歧；小总苞片4～5片，披针形，长尖，通常超

过花柄或与花柄等长，但短于果柄；伞辐5～9或较多。

48 叶两面绿色，分枝多，小伞形花序多而小 北柴胡*Bupleurum chinense DC.*

48. 叶两面通常现灰绿色 ··············

············ 北京柴胡*Bupleurum chinense DC. f. pekinense (Franch.) Shan et Y. Li*

第二节　柴胡属药用资源

一、野生柴胡资源调查

1. 资源种类

据《中药资源学》介绍，伞形科柴胡属植物，全球有120种，我国有40种17变种，本文列出37种。据报道，国产药用柴胡的应用种类已近30种。西北地区已开发5种柴胡，云南也发展了8种柴胡属植物为药用。北柴胡和红柴胡为商品柴胡的主要品种。

柴胡别名北柴胡，多年生草本植物，高50～85cm。主根粗大，棕褐色，质地坚硬。茎单一或数茎，表面有细纹，实心，上部多分枝，微作"之"字形曲折。基生叶倒披针形或狭椭圆形，长4～7cm，宽6～8mm，顶端渐尖。花果期7～9月。本种分布较为广泛，东北、华北、西北、华东、华中及海南、江西、浙江各地均有分布，中药材上称为北柴胡的除本种外，还有银州柴胡、小叶黑柴胡、长白柴胡、兴安柴胡，医药广泛应用。

狭叶柴胡（*B. scrzoneriefolium* Willd.）别名红柴胡、南柴胡、软柴胡、香柴胡，多年生草本植物，高30～60cm。主根发达，红棕色，支根很少。花果期7～9月。除本种外，还有线叶柴胡、锥叶柴胡，分布较为广泛，东北、华北及山东、陕西、江苏、安徽、广西、湖北、四川、内蒙古、甘肃等地，蒙古、朝鲜、日本也有分布。

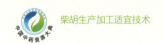

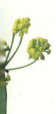

线叶柴胡*Bupleurum angustissimum* (Franch.) Kitagawa. 商品亦称红柴胡。本变种与原种狭叶柴胡很相似，主要区别点为茎上分枝较多，分枝开展。叶为狭线形，宽0.8～1.0mm。分布于东北及河北、山西、陕西、甘肃等地。

银州柴胡（*B. yinchowense* Shan et Y. Li）植株纤细，高20～50cm。根头部分出数茎。主根特长，极发达，长圆柱形。陕西称红柴胡、软柴胡，甘肃、宁夏部分地区也称红柴胡，甘肃天水作北柴胡入药。

膜缘柴胡（*B. marginatum* Wall. ex DC.）本品与柴胡近似，但为高大草本植物，可达120cm，根木质化，直根发达，外皮深红棕色。在四川、湖北、云南通称竹叶柴胡。云南以带根全草入药。商品称"竹叶柴胡"者除本种外，还有西藏柴胡、小柴胡、马尾柴胡等。北柴胡的地上部分也称"竹叶柴胡"。分布于山西、陕西、湖北、湖南、浙江、福建、四川、贵州、西藏等地。

锥叶柴胡（*B. bicaule* Helm）多年生草本植物，高12～20cm。直根发达，外皮深褐色或红褐色，质地坚硬，木质化，很少分枝。花果期7～9月。陕西称红柴胡。本品为狭叶柴胡、线叶柴胡的近缘种。其特点为幼年植株茎单一或数茎，随植株年龄增长而增加，可达15个或更多而丛生，植株矮。分布于东北、西北、内蒙古等地，伊朗、阿富汗、叙利亚、蒙古、朝鲜、日本也有分布。据记载，根可供药用。

大叶柴胡（*B. longiradiatum* Turcz.）根坚硬，木质化，不易折断，断面黄棕色，皮部紧连木部，中空，有特殊气味。根及根茎含柴胡毒素，不宜入药。柴胡毒素在高温下易破坏。分布于辽宁、吉林、黑龙江、内蒙古等地。大叶柴胡北方型

（*B. longiradiatum* Turcz. var. *longiradiatum*）分布于吉林、辽宁、内蒙古及甘肃等地。

黑柴胡（*B. smithii* Wolff）多年生草本，丛生，高25～60cm。根黑褐色，质松，多分枝。叶多，叶厚，基生叶丛生。茎直立或倾斜生长。花果期7～9月。分布于河北、山西、陕西、河南、青海、甘肃、宁夏、内蒙古等地。

小叶黑柴胡（*B. smithii* Wolff var. *Parvifolium* Shan et Y. Li）分布于内蒙古、山西、甘肃、青海等地。而分布于东北，根亦具与大叶柴胡相类似的毒性，不宜入药。

耳叶黑柴胡（*B. smithii* Wolff var. *auriculatum* Shan et Y. Li）本变种叶片质地薄而且特宽，可达2.6cm，上部叶片成深心形或深耳形抱茎。主产于山西省宁武、代县，海拔1500～2400m山坡草地或河滩阳光充足的地方。

秦岭柴胡（*B. longicaule* Wall. ex DC. var. *giraldii* Wolff）本变种茎高20～40cm。茎单生或丛生，少分枝。叶疏松，下部叶倒披针形。分布于陕西秦岭的太白山，山西吕梁山的关帝山及青海等地。

烟台柴胡［*B. chinense* DC. f. *vanheurckii*（Muell. -Arg.）Shan et Y. Li］本变型与正种的区别，小总苞片薄膜质，绿色，卵状披针形，有白色边缘。分布于吉林、辽宁及山东，山西也有分布。

北京柴胡（*B. chinense* DC. f. *pelcinense*）本变型与正种区别，下部茎生叶椭圆状披针形，长5～10cm，宽1～2cm。分布于北京、河北、山西、陕西等地。

百花山柴胡［*B. chinense* DC. f. *octoradiatum*（Bunge）Shan et Sheh］本变型与正种不同处，茎上部分枝向两侧均匀开展，不呈"之"字形分枝。与北京柴胡相似。

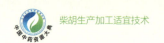

主产于山西的吕梁山南部，吉林、河北也有分布。

金黄柴胡（*B. aureum* Fish.）主要分布于新疆。

新疆柴胡（*B. exaltaum* Marsch.-Bieb.）主要分布于新疆。

天山柴胡（*B. tianschanicum* Freyn）主要分布于新疆。

密花柴胡（*B. densiflorum* Rupr.）分布于青海、新疆。

阿尔泰柴胡（*B. krylovianum schischkex* Kryl.）分布于新疆、西藏。

韭叶柴胡（*B. kummingense* Y. Li et Pan）分布于西藏。

空心柴胡（*B. krylovianum* Schischk. ex Kryl.）分布于甘肃、宁夏、湖北、四川、西藏等地。

泸西柴胡（*B. luxiense* Y. Li et S. L. Pan）分布于西藏。

西藏柴胡［*B. marginatum* Wall. ex DC var. *stenophyllum*（Wolff）Shan et. Y. Li］分布于西藏。

丽江柴胡（*B. rockii* Wolff）分布于云南、贵州及西藏。

小柴胡（*B. tenue* Buch.–Ham. ex D. Don）分布于湖北、云南、四川及西藏。

柴首（*B. chaishoui* Shan et sheh）主要分布于四川。

黄花鸭跖柴胡（*B. commelynodeum de* Boiss var. *flaviforum* Shan et Y. Li）分布于甘肃、青海、四川。

马尔康柴胡（*B. malconense* Shan et Y. Li）分布于甘肃、青海、湖北。

马尾柴胡（*B. microcephalum* Diels）分布于甘肃、四川。

细茎有柄柴胡（*B. petiolulatum* Franch. var. *tenerum* Shan et Y. Li）分布于四川。

汶川柴胡（*B. wenchuanense* Shan et Y. Li）分布于四川。

多枝柴胡（*B. polyclonum* Y. Li et Pan）分布于云南。

少花红柴胡（*B. scrozonerifolium* Willd. f. *pauciflotum* Shan et Y. Li）分布于江苏。

长白柴胡（*B. komarovianum* Lincz.）分布于黑龙江、吉林。

短伞大叶柴胡（*B. longiradiatum* Turcz. var. *breviradiatun* Fr. Schmidt）分布于辽宁。

兴安柴胡（*B. sibiricum* Vest）分布于黑龙江、辽宁、内蒙古、河北。

2. 资源分布状况

柴胡为我国重要药用植物资源。它广泛分布于全国各地，北起内蒙古、黑龙江，南至海南岛、广东、广西和云贵高原，西连青藏高原和新疆，东达江、浙、闽和台湾，均有柴胡的分布。柴胡的适应性很强，能在黑龙江-40℃，冻土层厚达2m以上的地区安全越冬，也能在江南热带地区良好生长。但它主要集中分布于东北、华北和西北地区，蕴藏量占全国的60%以上。品种以柴胡和狭叶柴胡为主。

（1）东北寒温带、中温带野生红柴胡分布区

东北地区地处欧亚大陆东岸，地理纬度较高，冬季漫长而严寒，降水较少，夏季短促，气候湿润，雨量集中，地貌构成主要有大、小兴安岭、长白山。海拔高度一般在600～1500m。年均气温由南向北递减，约-14～10℃，≥10℃积温3500～1400℃。无霜期一般100～170天，漠河地区小于90天。年降水量由西向东逐渐增加，为400～800mm，长白山区迎风坡年降水量可达1000～1300mm，是本区

雨量最多的地带。松嫩及辽河平原为我国红柴胡主产区，柴胡分布地区，海拔为800～1500m，年均气温3～8℃，≥10℃积温2800～3000℃，年降水量500～600mm。红柴胡分布广、蕴藏量丰富，为本区地道药材。分布中心区在大兴安岭南麓草原，主产于本区中西部和西南部的宁城、喀喇沁、克什克藤、扎鲁特、敖汉、巴林左、巴林右、阿鲁科尔沁、开鲁等地。蕴藏量约15 310t，占全国的22%，正常年收购500t，占全国收购量的15%。本区的柴胡根皮色黑红明显，断面粉白，质坚而韧，在中药市场占重要地位[4]。同时还有北柴胡的分布。在大兴安岭山地，海拔700～1500m，而漠河只有300m左右，柴胡为大宗药材，分布广泛，蕴藏量较大。在海拔800～1000m的山地生长着兴安柴胡。在大兴安岭东麓，海拔通常在500m左右，主要分布有柴胡，在长白山地区分布有长白柴胡。此外，东三省还分布大叶柴胡、短伞大叶柴胡和大叶柴胡北方型等品种。

（2）华北中温带、暖温带野生红柴胡和北柴胡混交分布区

柴胡主要集中分布于长城沿线的中温带和暖温带过渡地带，以红柴胡为主要品种，同时分布有北柴胡等其他多种品种。据调查，可以初步认为，长城以北广阔的内蒙古中温带地区为红柴胡的主产区，长城以南为北柴胡的主产区。蕴藏量约16 000t，占全国蕴藏量的23%。本区地貌复杂，东有大兴安岭山脉，由北向南延伸。阴山山脉及坝上高原，呈东西走向横卧于中部，平均海拔高度约1500m。太行山最北部，向境内延伸，有恒山和小五台山，海拔均在2450m。燕山山脉也在本区，北部为广阔的内蒙古高原。柴胡在上述地区均有分布。在东部丘陵山地是发育在花岗片麻

岩或砂质岩上的微碱性棕壤土，生长的柴胡质量好。坝上高原位于河北最北部，海拔较高，光照充足，但干旱多风，水热条件差，柴胡资源丰富，蕴藏量达1500t，品种为柴胡和红柴胡。北京和河北的燕山地区，柴胡的分布也十分广泛，蕴藏量多达1200t，品种除柴胡和红柴胡外，还有北京柴胡。天津市北部的蓟县，是天津唯一的山区，柴胡为该地主要野生药材品种。

（3）西北中温带、暖温带野生北柴胡分布区

本区包括黄土高原，太行山以西的广大地区，地貌类型复杂，高山、盆地和高原相间分布，从北到南地跨干旱中温带、干旱南温带和高原温带3个气候带。年气温0～9℃，无霜期100～223天，年降水量20～700mm。柴胡的中心分布区位于晋陕高原和陇东高原，主要品种为柴胡，蕴藏量12 000t，占全国的17%以上。在太行山、吕梁山、五台山，柴胡主要分布在800～1800m，品种有北柴胡、红柴胡、黑柴胡、线叶柴胡、锥叶柴胡、秦岭柴胡等。陕北黄土高原的黄龙山、乔山，主要品种为北柴胡。陇东高原、六盘山以西，柴胡绝大部分分布在海拔1200m以上的黄土丘陵沟壑地区，宁夏盐池、同心和贺兰山均有北柴胡的分布。青海东部的黄土高原、环湖地区、湟水上游和陇西高原主要分布品种为北柴胡，还有密花柴胡。塔里木、柴达木盆地及阿拉善，西鄂尔多斯高原为干旱中温带，中西部为干旱南温带，南部为高原地带，年均温度5～9℃，≥10℃积温3100～3600℃，年平均降水量为50～200mm，植被稀疏而简单，主要药材有木贼、秦艽、柴胡、麻黄等耐旱植物。阿尔泰、天山山地及准格尔盆地，年均温度4～7℃，≥10℃积温3100～3900℃，海拔1000～2700m，也有

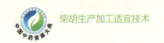

柴胡、新疆柴胡、金黄柴胡、天山柴胡的分布。

（4）华中华东北亚热带、中亚热带野生柴胡分布区

中心分布区位于熊耳山、崤山、伏牛山。主要品种为北柴胡，蕴藏量约2000t，占全国的3%。江淮丘陵山地，全区柴胡野生蕴藏量1000t，年收购量480t，河南嵩县的柴胡有"嵩胡"之称。1983年发展人工栽培，1986年柴胡种植面积达300hm^2。南阳地区各县柴胡野生蕴藏量约有600t，年收购野生柴胡70t。湖北京山县地处大洪山南麓，县北部城畈、小焕岭、厂河，主要是北柴胡。县城中南部孙桥、石龙、钱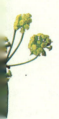场、永兴一带主要分布红柴胡。1933年该县曾收购一枝长尺余、粗如大拇指，重约100g的"柴胡王"，现今柴胡野生蕴藏量减少，药材体小，一般只有3cm大小，质量也下降。其他各省均有北柴胡和红柴胡的分布。此外，山东有烟台柴胡，山东半岛、沂蒙地区也有柴胡的分布，江苏有少花红柴胡，湖北有马尔康柴胡、膜缘柴胡等。

（5）西南北亚热带、中亚热带野生红柴胡分布区

中心分布区位于秦巴、川黔地区，以红柴胡为主要品种，野生资源蕴藏量约7400t，占全国蕴藏量的11%。川黔湘鄂山地柴胡蕴藏量约3000t，滇黔桂高原丘陵区海拔1000～2000m分布有竹叶柴胡，气候特点具有南亚热带及北亚热带特征。黔西南至桂北岩溶山地丘陵分布有竹叶柴胡。滇西横断山脉，最高海拔为5128m，柴胡中心分布区在2500～3500m，土壤以棕土为主。横断山、东喜马拉雅山南麓、东至云南的宁蒗、丽江、四川的康定、雅江、九龙、木里等县，南至西藏的察隅及

云南的贡山、福贡、泸水，最高海拔5500m，逐步下降到南部的4000m，本区属于藏西亚热带、山地暖温带、山地温带气候区，垂直气候变化很大，有"一山有四季，十里不同天"的复杂气候，分布有竹叶柴胡和狭叶柴胡，还有丽江柴胡。雅鲁藏布江中游山原草坡，柴胡分布于海拔3000～4000m处。川青藏高山峡谷，狭叶柴胡生于海拔3500m的山坡草地、山顶或砂砾草地，资源蕴藏量约1400t。羌塘高原海拔4000～5000m，分布有野生药用资源，主要为云南黄芪、柴胡、秦艽等。秦巴山地、汉中地区，柴胡多为野生品种，蕴藏量2000t，川西南至滇西山地盆地，海拔2000～4000m，气候属于亚热带、暖温带，冬干夏湿高原季风区，柴胡也是该地的主要分布品种。

（6）华南沿海野生柴胡分布区

各省区均有柴胡的分布，但品种种类和蕴藏量都较少。福建、广东、海南岛分布有柴胡，广西为红柴胡，大部分分布在海拔100m的地区，也有1000m以上的山地，台北地区分布在海拔约2000m，除柴胡外，还有台湾柴胡。

3. 结论与讨论

柴胡为我国大宗、常用的重要中药材。正常年收购量3000t，目前已上升到5000t，需求量的不断上升，仅靠野生资源已不能满足医药界的需要。20世纪80年代以前，商品柴胡主要来源于野生资源。柴胡是靠种子繁殖后代的，野生条件下，1年生柴胡基本不开花，2年生柴胡开始开花，但结籽很少，3年以后才进入开花结子旺盛期。野生柴胡大部分采收季节在开花期，便于识别，此时种子还未成熟就已采

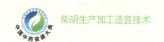

收，采一株柴胡就少产800多粒种子，甚至更多。近年来野生柴胡的收购价格不断上扬，由于受利益的驱动，每到采收季节，全民出动，形成越采越少，越采越小的恶性循环状态。目前野生柴胡资源蕴藏量比30年前减少了1/2，全国野生资源蕴藏量仅有70 000t，有些品种还面临枯竭之势。滥挖滥采不仅造成柴胡资源的急剧下降，还引发水土流失，破坏生态环境。柴胡除药用外，还是重要的生态植物和牧草植物，30年前常能在大草原、高山荒坡上见到以柴胡为建群的生态景观，柴胡的花米黄色或橘黄色，花期长达3个月，是草原夏秋季节的靓丽风景线，而目前仅是草地上的点缀植物。柴胡的生态效益远大于其经济效益，保护生态环境，保护柴胡资源，是全社会的责任。建议加强家种柴胡的研究，在全国不同生态区建立多个标准化家种柴胡生产基地；制定野生柴胡采挖条例，或制定重点野生柴胡原产地生态保护区等措施。[7]

二、柴胡属植物资源状况

梁镇标等[8]近年来对西南、西北、华北、华东、东北等多个省（直辖市）的柴胡属植物资源进行了实地考察，并对柴胡药材品种混乱的原因进行了分析研究，考察过程中共采集到柴胡样本213份，分属19种、7变种、4变型。资源调查状况如表2-1所示。

表2-1　柴胡资源状况

中文名	学名	采集地	当地名	资源量
柴胡	*Bupleurmn chinense* DC.	河北赤城、涉县、甘肃西和县、陕西镇巴县、宁夏隆德、安徽肥西	北/硬柴胡	***
百花山柴胡	*B. chinense* DC. f. *octoradiatum*（Bunge）Shan et Sheh	北京松山、河北赤城	—	***
多伞北柴胡	*B. chinense* DC. f. *chiliosciadium*（Wolff）Shan et Y. Li	甘肃定西	—	**
狭叶柴胡	*B. scorzonerilolium* Willd.	北京松山、安徽全椒、黑龙江佳木斯、河北赤城、涉县	—	***
小叶黑柴胡	*B. smithii* Wolff var. *parvifolium* Shan et Y. Li	北京松山、宁夏六盘山	—	**
川滇柴胡	*B. candollei* Wall. ex DC.	云南昆明、会泽	—	**
有柄柴胡	*B. petiolulatum* Franch.	甘肃榆中	—	*
细茎有柄柴胡	*B. petiolulatum* Franch. var. *tenerum* Shan et Y. Li	云南丽江	—	**
黄花鸭跖柴胡	*B. commelynoideum* de Boiss. var. *flaviflorum* Shan et Y. Li	甘肃西和县	—	**
三岛柴胡	*B. falcatum*	河北安国	川岛/日本柴胡	**
银州柴胡	*B. yinchowense* Shan et Y. Li	山西忻州、定襄县、运城、甘肃西和、榆中	红/软柴胡（陕西）	***
线叶柴胡	*B. angustissimum*（Franch.）Kitagawa.	河北平山、甘肃西和	红柴胡	***
小柴胡	*B. tenue* Buch.-Ham. ex D. Don	云南昆明	金柴胡（四川）	**
马尔康柴胡	*B. malconense* Shan et Y. Li	四川汶川	马尾柴胡（四川）	**
马尾柴胡	*B. microcephalum* Diels	甘肃榆中	竹叶柴胡（四川）	**
四川柴胡	*B. sichuanense* S. L. Pan et Hsu.	四川汶川	巴底柴胡（四川）	**

31

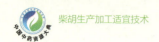

中文名	学名	采集地	当地名	资源量
柴首	*B. chaishou* Shan et Sheh	四川汶川	大山柴胡（四川）	**
多枝柴胡	*B. polyclonum* Y. Li et S. L. Pan	云南会泽	—	**
竹叶柴胡	*B. marginatum* Wall. ex DC.	云南昆明	竹叶防风（昆明）	***
窄竹叶柴胡	*B. marginatum* Wall. ex DC. var. *stenophyllum* Wolff Shan et Y. Li	云南大理	竹叶柴胡	**
坚挺柴胡	*B. longicaule* Wall. ex DC. var. strictum C. B. Clarke	—	—	*
空心柴胡	*B. longicaule* Wall. ex DC. var. *franchetii* de Boiss.	云南昆明	—	*
秦岭柴胡	*B. longicaule* Wall. ex DC. var. *giraldii* Wolff	陕西镇巴	竹叶柴胡（陕西）	**
大叶柴胡	*B. longiradiatum* Turcz.	黑龙江海林、吉林长白山	—	**
南方大叶柴胡	*B. longiradiatum* Turcz. var. *longiradiatum* f. *australe* Shan et Y. Li	安徽黄山	—	**
天山柴胡	*B. tianschanicum* Freyn	新疆特克斯	—	*
阿尔泰柴胡	*B. krylovianum* Schischk. ex Kryl.	新疆布尔津	—	*
新疆柴胡	*B. exaltatum* Marsch.– Bieb.	新疆布尔津	—	*
金黄柴胡	*B. aureum* Fisch.	新疆布尔津	—	*

注：储量用"***"表示丰富"**"表示中等"*"表示较少。大叶柴胡有毒，现在已经不作药用。

三、野生柴胡药用资源现状

柴胡分布于全国各地，北起内蒙古、黑龙江，南至四川，西连青藏高原和新疆，东达台湾。通过对甘肃、陕西、山西、河北、内蒙古、辽宁、吉林、黑龙江等地的实地调查，发现我国柴胡的分布与文献所报道的无明显出入，广泛分布于我国北部海拔200～2800m的山坡、林缘、林中间隙、草丛及沟旁，适宜生长在砂质土、栽培土、腐殖质土上。此外，从野生柴胡的分布密度和含量来看，发现山西、内蒙古、陕西、甘肃仍是野生柴胡分布量较大的地区，而河北分布有所减少，至于辽宁、黑龙江、吉林等平原地区野生蕴藏量的减少最为严重（表2-2）。

表2-2　我国药用柴胡主要分布省份的资源蕴藏量

单位：t

省份	蕴藏量	经济量	年允收量
山西	2489.72	1244.86	124.49
陕西	1225.51	612.75	61.28
甘肃	1641.26	820.63	82.06
河北	5893.28	2946.64	294.66
内蒙古	17 413.26	8706.63	870.66
辽宁	5370.78	2685.39	268.54
吉林	5100.00	2550.00	255.00
黑龙江	2717.82	1358.91	135.89

1. 西北地区

太行山以西的陕西、甘肃等地，高山、盆地和高原相间分布。柴胡主要分布于晋陕高原和陇东高原，主要品种为北柴胡，也有黑柴胡和银柴胡的零星分布，由于

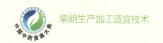

气候条件比较恶劣，柴胡开花期明显延迟，在甘肃金昌和陕西城固均未发现有柴胡分布。柴胡蕴藏量约在10 000t，年允收量为500t左右，占全国的18%左右。

2. 华北地区

东有大兴安岭山脉由北向南延伸，西部的太行山以北有恒山和小五台山，北部有广阔的内蒙古高原，而阴山山脉及坝上高原则呈东西走向横卧中部。柴胡在上述地区均有分布，主要品种是北柴胡和红柴胡，是柴胡的野生主产区，在山西山阴馒头山、浑源恒山、河北赤城、丰宁、隆化等地均发现有密集分布的野生柴胡。柴胡蕴藏量在20 000t左右，年允收量约1000t，占全国总蕴藏量的36%以上。

3. 东北地区

主要有大、小兴安岭和长白山山脉，红柴胡为本区的道地药材。调查发现辽宁的朝阳、凌源，黑龙江的林甸、明水等地有零星野生柴胡分布，而吉林长白山区的桦甸等地，前几年尚有野生柴胡分布，但近年由于开荒造田导致大量适合柴胡生长的野生山地环境遭到破坏，在桦甸桦郊乡、公吉乡均未发现野生柴胡。柴胡蕴藏量约13 000t，年允收量约650t，占全国的24%。

此外，华中、华东、华南、西南地区的山地与丘陵区域虽也有柴胡分布，但在华中地区的熊耳山、晴山、伏牛山，华东地区的江淮丘陵山地，西南地区的秦巴、川黔等地均呈零星分布。因此，以上地区没有作为本次实地调查的候选样地，蕴藏量根据此次实地调查地区的趋势估算。柴胡蕴藏量在12 000t左右，年允收量约600t，占全国总蕴藏量的22%左右。

综合以上数据，可以推算出全国药用柴胡的蕴藏量应在55 000t左右，理论年允收量在2750t左右。[9]

四、栽培柴胡药用资源现状

20世纪80年代，我国北方一些省区开始进行柴胡野生变家种的试验，经过30余年的努力，柴胡栽培有了相当规模的发展，成为当今商品柴胡的主要来源。经实地调查和市场走访调查发现，甘肃、山西和陕西三省的柴胡种植面积在我国位居前列；其他省份先前或有柴胡的栽培，但本次调查发现近几年黑龙江、吉林、辽宁等地的农户均放弃了柴胡种植，而在河南洛阳、南阳和河北隆化则新发现有柴胡的小规模种植。

种植面积最大的省份是甘肃，主要种植地为定西和陇南，仅定西的陇西柴胡种植面积就达到约2000hm^2；而陇南一带的礼县、清水，河西地区的金昌、天祝、武威等地的种植规模则在400hm^{2}左右。山西省作为柴胡种植的大省，仅在山西运城万荣的柴胡栽培面积就超过了400hm^2，在太行山区南部的陵川更是成为科技部柴胡GAP示范基地，大同的浑源除了盛产野生柴胡外，也有约10hm^{2}的柴胡种植。此外，在太谷、陵川、长治、新绛、茵城、灵丘、方山、安泽等县市也有相当规模的柴胡种植。陕西省也有大规模的柴胡种植，在澄城有约200hm^{2}的试验种植田，而在陕西省西南地区的宝鸡凤县、略阳等地也有柴胡的栽培（表2-3）。

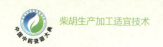

表2-3 调查地区栽培柴胡的资源现状

省区	调查地点	种植户	栽培面积（hm²）	栽培形式	平均亩产（kg）	种植周期（年）	种源	栽培方式
甘肃	陇西	农户种植	2000	农户	60	2	本地种源	套种
甘肃	陇南	农户种植	400	农户	60	2	本地种源	套种、春播
陕西	澄城	农户种植	200	试验种植	120	3	本地种源	春播
山西	浑源	万生黄芪开发有限公司+农户	10	企业+农户	100	3～4	本地种源	春播
山西	万荣	葵花药业+农户	400	企业+农户	90	2～3	购买+本地	套种
河北	安国	霍庄种植基地	5	农户	100	3	三岛柴胡	春播
河南	嵩县	农户种植	40	农户	55	2	本地	直播
河南	唐河	农户种植	20	农户	55	2	本地	直播
河南	西峡	农户种植	140	农户	60	2	三岛柴胡	直播

综上所述，主产区是甘肃、山西、陕西三省，种植柴胡的形式以套种和春播为主，但也有部分地区在其他时间播种。采收年限则随地域的不同而有所差异。[9]

五、柴胡药材资源及商品供应现状

1. 华北

华北有丰富的野生柴胡资源是重要的产区之一，尤其河北过去一段时间是"津柴胡"的主要供地。随着野生柴胡资源的逐步枯竭，华北的部分县市如涉县、左权、定襄等曾尝试栽种柴胡，但种植周期长成本高产量低经济收益低等因素导致柴胡的推广种植一度受到限制。

近年来，经过多年的技术探索，大规模的柴胡推广种植在华北多个县市纷纷开展并获得成功。规模较大的柴胡种植基地有如山西的万荣，种植规模在450～500hm^2，产量可达600吨/年。调查发现，万荣栽培柴胡主要有银州柴胡、北柴胡和狭叶柴胡三种，由于产量大，植株地上部分于每年的七八月份进行采割、切段，地下部分则于种植的第2或第3年农历10月左右收采供制药或销售。还有如河北安国有多个柴胡药材种植基地，除了种植北柴胡外还有三岛柴胡，后者以较高收购价格由药企承包给农户，药材主要供出口日本、韩国。农民与药企签订了种植合同，一定程度上有利于柴胡药材在华北地区的产量与质量的稳定。

2. 西北

西北地区土地比较贫瘠，但柴胡是比较耐寒、耐旱、耐贫瘠的药用植物，故陕、甘、宁三省尤其甘肃省是柴胡属植物较多的地区之一，调查发现野生柴胡就有北柴胡、窄竹叶柴胡、有柄柴胡、多伞北柴胡、银州柴胡、马尾柴胡及秦岭柴胡等多种。

栽培柴胡在西北部分县市也有一定规模，种植面积较大的有陕西的渭南、安康、略阳、商洛，甘肃的定西、榆中、西和等地，供应市场的柴胡则以北柴胡和银州柴胡为主。可惜的是如陕西的镇巴，因柴胡收获期长经济价值低，虽曾形成一定规模，但最终还是停止栽种。

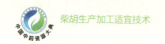

3. 东北

东北拥有丰富的野生柴胡资源，如黑龙江佳木斯有大片处于原始状态的狭叶柴胡，而大叶柴胡则在黑龙江海林、吉林长白、辽宁大连多有发现。

由于东北拥有大量宜垦荒地，药材种植的潜力大。近年来受政策扶持及市场需求推动，东北部分地区利用荒地开展药材种植。到目前为止柴胡的种植就已形成一定规模，如黑龙江省的明水除种植北柴胡外，还有600hm²的狭叶柴胡种植面积，是迄今最大的狭叶柴胡栽培地。

4. 西南

调查发现云南的柴胡品种主要为竹叶柴胡，多为野生，无大规模栽培地区，少量分布的有窄竹叶柴胡、空心柴胡、多枝柴胡等品种。四川汉川植物资源十分丰富，柴胡品种多见有马尔康柴胡、柴首、四川柴胡、汉川柴胡等。

西南地区多有使用柴胡地上部分的习惯，野生的柴胡资源已足够应付当地的药用需求，又由于产量低缺乏经济价值，少有形成柴胡药材的栽培区。但据调查发现，近年来四川有中药制剂公司与农户合作，于每年的8月份到省内外收购柴胡的地上部分提取黄酮、挥发油等成分或生产柴酮片等解热抗炎中成药，柴胡的药用资源正逐步得到更合理有效的开发利用。

5. 华中

华中地区也是北柴胡的主产地之一，得益于药材市场的推动及农业土地利用方式的转变，河南的嵩县、湖北的保康相继试点进行野生北柴胡转家种的试验。经过近几年的发展，北柴胡种植面积已经具有一定的规模，所产柴胡商品药材也占有较大的市场份额。

6. 华东

华东各地也有柴胡属植物资源的分布，品种主要有北柴胡、狭叶柴胡及南方大叶柴胡，其中又以安徽省及江苏省的狭叶柴胡储量较大，但近年来由于产量下降现已满足不了当地的医药需求，主要靠调入北方的柴胡供应药用。

7. 华南

据报道，野生柴胡品种在两广、海南有零星分布，但资源基本无法开发利用。由于产量低，本地产柴胡基本无法入药，本土的医药集团也习惯使用北方调入的质量较优的柴胡。

8. 存在的问题

（1）药材基原繁多　统计资料显示，曾经形成一定商品规模的柴胡属植物共计有9种，3变种之多。另据文献记载，除北柴胡、南柴胡外，阿尔泰柴胡为新疆主流种类，小叶黑柴胡、银州柴胡、锥叶柴胡、线叶柴胡曾一度为陕、甘、宁、青中药柴胡主流种类。陕西、四川的局部地区还习用柴首、线叶柴胡、窄竹叶柴胡等，由于秦岭柴胡、马尔康柴胡的商品量较小，因此常混夹在柴胡和狭叶柴胡之中。又调查发现，即使地方习用柴胡为栽培种，但由于种源不纯或各地区互相引种，栽培地又往往有数种农家型混生，致使药用柴胡来源相当繁多。

（2）药用状况混乱　由于不同基原的柴胡在部分地区的购销过程中使用相同的

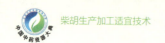

名称，而同一基原的柴胡药材在不同地区往往又有多个不同的名称，因此出现了同一商品名可能包括不同基原的植物，同一基原植物在不同地区商品中归类不同，品名与品种间存在严重的交叉现象。

通过对广州清平、河北安国、安徽亳州等药材市场柴胡统货的调查也发现类似情况，除极少数柴胡生药能够明确品种以外，其余多以产地来源区别并冠以同一名称，一定程度上为柴胡的鉴定增添了难度。

（3）药材的质量参差不齐　为防止野生资源枯竭，商品柴胡现已主要依赖栽培，然而部分种植者单纯追求利润，多于种植首年便采挖销售，致使药材有效成分累积有限，质量越趋下降，商品柴胡常因此备受有其形而失其性的诟病。总的来说，虽然目前栽培产量已远远超过野生品，但由于种植集中且品种单一，加上长期的人工栽培，品种的种质退化，抗性降低，不同地区出产者质量大多参差不齐。

9. 展望

（1）柴胡资源的保护与利用　由于野生的药用植物资源曾经受各种灾害和不良环境的选择，抗逆性较强，是宝贵的物种基因库。但有报道指出，目前野生柴胡资源蕴藏量比30年前减少了1/2，全国野生资源蕴藏量仅有70 000t，应注意保护。无论来源是野生还是家种，柴胡历来存在多品种、多米源的问题。对此，有学者认为野生北柴胡的近缘种及某些种质较优的柴胡应可尝试作为柴胡的正品使用。

对栽培的柴胡来说，种植历史毕竟太短，从生产过程到药材质量尚有许多问题需进行深入的基础研究。在综合产量与质量等因素的前提下，针对合适的品种，栽培地也应尽早制定药材生产质量管理规范并尽可能按要求优选一套成熟的柴胡种植技术，以从源头提高药材的质量。

（2）药材质量评价体系的建立　一方面，柴胡种植、加工逐步规模化、商业化，机遇与挑战并重；另一方面当前柴胡基原混乱，质量参差不齐，提示着我们更应关注柴胡产地及品种引起药材质量差异的问题。由此必然需要一套准确、可靠、快速的鉴定和质量评价体系，栽培药材的质量和产量也一直是中药栽培研究的核心内容。

当前大量的研究表明，中药的药效并非是某几个"指标成分"或"主要成分"在起作用，而是多成分共同作用的结果。对一个多来源的中药材来说单以1~2个成分作指标制定合理的质量标准是相当困难的。因此，基于系统生物学的考虑，将不同柴胡中各种成分的组合看作一个个不同的整体，对每种柴胡进行更为"全面"的成分分析则将有可能成为柴胡质量控制研究的发展趋势。[8]

六、甘肃柴胡属植物资源及中药柴胡的商品调查

1. 植物资源与商品调查鉴定

（1）线叶柴胡*B. angustissimum*（Franch.）Kitagawa. 分布于天水（小陇山）、平凉（灵台）、定西（岷县）；根作柴胡入药。

（2）金黄柴胡*B. aureum* Fisch.文献记载省内分布于甘南（临潭），根民间作柴胡药用。

（3）柴胡*B. chinense* DC.省内分布于庆阳（镇原、合水）、平凉、天水（小陇山、武山）、陇南（徽县、两当、康县、礼县、文县）、定西（陇西、通渭、岷县）、兰州

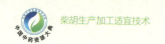

（榆中），为甘肃省地产柴胡主要来源，习称硬柴胡，主产于陇东、庄浪、灵台、康县、定西。西和等地收购柴胡苗，销四川等省。庆阳曾收购带根的全草，又称春柴胡。庆阳地区在20世纪80年代初开始人工栽培柴胡，在正宁、宁县、合水和西峰等地推广。截至1990年，种植69hm^2，提供商品3×10^{4}kg。陇南家种约2667hm^2。定西、甘南亦有较快发展。

（4）多伞柴胡*B. chinense* DC. f. *octoradiatum*（Bunge）Shan et Sheh省内分布陇南（成县、兰大采集号80～110），当地俗称柴胡，为甘肃分布新记录。

（5）簇生柴胡*B. condensatum* Shan et Y. Li省内分布于甘肃河西（甘肃调查队59～1069），甘肃分布新记录。

（6）黄花鸭跖柴胡*B. commelynoideum* de Boiss. var. *flaviflorum* Shan et Y. Li省内分布于定西（岷县、临洮）、兰州（榆中、永登）、甘南（迭部、夏河）。上述各地自产自销，产地称柴胡或黑皮柴胡，销省内外，商品有称软柴胡（根疏松）；青海省地产本品近年亦销甘肃省。碌曲等称小柴胡。

（7）长茎柴胡*B. longcaule* Wall. ex DC.文献载省内分布于陇南、陇东及定西；根及全草药用，和解退热，升阳。

（8）空心柴胡*B. longcaule* Wall. ex DC. var. *franchetii* de Boiss.定西（漳县）、康乐；根作柴胡入药。

（9）秦岭柴胡*B. longcaule* Wall. ex DC. var. *giraldii* Wolff省内分布于天水（武山）、武都[5]、甘南（夏河、卓尼、迭部）[5]；甘南药用全草，具清热退烧功效。迭部别称大叶柴胡。

（10）大叶柴胡 *B. longiradiatum* Turcz.省内分布于平凉（崆峒山）、兰州（连城、吐鲁沟）。

（11）紫花大叶柴胡 *B. longiradiatum* Turcz var. *prophyranthum* Shan et Y. Li省内分布于陇南（西和、礼县）。

（12）马尔康柴胡 *B. malconense* Shan et Y. Li省内分布于陇南（文县、徽县）。根作柴胡入药，商品常归入硬柴胡中。

（13）竹叶柴胡 *B. marginatum* Wall. ex DC.省内分布于陇南、平凉（关山、六盘山）；为分布新记录。

（14）马尾柴胡 *B. microcephalum* Diels省内分布于陇南（文县、武都）、甘南（舟曲）；各地作柴胡收购，商品归入硬柴胡。

（15）有柄柴胡 *B. petiolulatum* Franch.省内分布于甘南（舟曲、卓尼）。

（16）细茎有柄柴胡 *B. petiolulatum* Franch. var. *tenerum* Shan et Y. Li省内分布于兰州（兴隆山、兰大标本号22 002），为甘肃分布新记录。

（17）狭叶柴胡 *B. scorzonerifolium* Willd.省内分布于庆阳（正宁、宁县、镇原）、平凉、天水（甘谷）、定西（定西）、临夏（康乐、东乡）、甘南（临潭、迭部）；上述各地均见收购。外销四川；有称小柴胡，部分地区亦归入软柴胡（本品根较软），也有金柴胡之称（康乐）。

（18）黑柴胡 *B. smithii* Wolff 本省分布于中西部张掖（山丹）、白银（靖远）、兰州

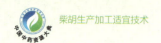

（榆中兴隆山、马山），定西（岷县，漳县）、甘南（卓尼、玛曲、舟曲、临潭）及临夏，岷县；靖远、卓尼称柴胡，卓尼又称黑柴胡；为甘肃省地产黑柴胡主要来源之一，主产临夏、甘南、定西，但产区常以柴胡购销，远销省内外，本品与黄花鸭趾柴胡及长茎柴胡很相近，鉴定为后两种。近年甘肃省药用黑柴胡亦从青海调入。

（19）小叶黑柴胡*B. smithii* Wolff var. *parvifolium* Shan et Y. Li省内分布区域与黑柴胡有重叠，张掖（山丹、民乐、肃南）、武威（天祝）、兰州（榆中）、定西（岷县、渭源）、甘南（夏河、临潭、卓尼、玛曲）及陇南（宕昌）；上述各地以柴胡收购外销，为甘肃省地产黑柴胡主要来源之一，主要于甘南、定西、张掖。商品也称软柴胡。

（20）三辐柴胡*B. triradiatum* Adams ex Hoffm.省内分布于武威（天祝）、甘南（临潭）。为甘肃省分布新记录。

（21）银州柴胡*B. yinchowense* Shan et Y. Li省内分布于兰州（皋兰山、榆中、永登）、定西（岷县、定西）、天水（小陇山）、陇南（成县、康县、文县）、平凉（静宁）、庆阳（合水）；各地多以柴胡或红柴胡收购，商品也有称铁杆柴胡、硬柴胡（根中木纤维发达而质地坚硬）、银柴胡（根皮黄白），个别地方还称北柴胡；或直接称银州柴胡（平凉）。地产柴胡苗中亦有本品。

（22）内蒙古西风芹*Seseli intramongolicum* Y. C. Ma.（伞形科），白银（靖远）民间有称山柴胡，未见药用。

（23）蝇子草*Silene fortunei* Vils.（石竹科），20世纪60年代古浪、岷县等地误以柴胡收购，也称软柴胡，后纠正。

（24）麦瓶草*Silene conoidea* L.（石竹科），20世纪60年代后期在天祝、景泰发现民间误以柴胡药用。

（25）黄果悬钩子*Rubus xanthocarpus* Bur. et Franch.（蔷薇科），20世纪80年代后期省内陇西、漳县、岷县等地以"黄柴胡"大量收购，并外销，已纠正；近年在地产黑柴胡中偶见混入。

2. 小结与讨论

（1）甘肃柴胡属（*Bupleurum* L.）共有21种（含变种、变型）植物，其中作柴胡药用的达13种，药用柴胡资源丰富，品种较多；主流商品为柴胡、狭叶柴胡，银州柴胡、黑柴胡、小叶黑柴胡和黄花鸭跖柴胡，其余药用品种量较少，混杂于上述柴胡中，上述品种基本同等购销和应用。

（2）甘肃地产柴胡在商品中一般统称为柴胡，但部分地区购销中有一定的区别，出现同一植物在不同地区商品中归类不同，而同一商品名可能包括不同的植物，品名与品种间存在交叉现象。结合近年对柴胡植物中活性成分测定，不同品种所含皂苷总量和单体组成有较大的差别，为有效利用柴胡资源，将商品柴胡依据应用和质量做进一步的区别和筛选是必要的。不同名称正是反映了当地习惯用药，如甘肃中西部的黑柴胡和红柴胡（银州柴胡），为甘肃省地产柴胡主要商品来源和习用品种，也是西北应用较广的品种。今后应加强对习用品种质量评价研究。

（3）柴胡自古以来药用部位为根，明、清时曾出现应用地上部分，在甘肃、四川、云南等民间仍保留这一习惯。地上部在全株中占一半以上的重量，多数尚未充分利用；但有关其利用研究一直在进行中，部分厂家研制成"柴胡注射液"；也有将所含黄酮提取研制出新药。此外，在保健饮料、食品添加剂方面亦有应用报道。为保护野生资源和提高资源的利用度，应加快这一研究步伐。需要说明的是目前地产柴胡往往带有较多地上茎，这些非药用部位对柴胡发挥应有临床疗效可能产生影响，值得重视。[10]

七、陕西柴胡属药用植物资源

权秀丽等[11]对陕西产柴胡属药用植物的种类、生境分布、资源状况（多度）、药用部位及功效主治等进行归纳总结，并编制分种检索表。陕西柴胡属药用植物种类、生镜分布、药用部位、功效及资源状况（多度）见表2-4。

表2-4 陕西柴胡属药用植物种类、生境分布、药用部位、功效及资源状况（多度）

种类	拉丁名	生境分布	药用部位及功效	资源（多度）
黑柴胡（小五台柴胡）	*B. smithii* Wolff	海拔2500m左右的山坡草地上、山谷及山顶阴处；陕西分布较稀少，仅见于洋县、华阳等地	根：解表，舒肝，镇痛	++
小叶黑柴胡	*B. smithii* Wolff var. *parvifolium* Shan et Y. Li	海拔1400～3000m的山坡草地、山谷、山顶阴处。产于陕西柞水县	同黑柴胡	++
北柴胡（柴胡）	*B. chinese* DC.	海拔400～2200m的山坡或山谷草地；陕西普遍产	根：疏风退热、疏肝、升阳	++++

续表

种类	拉丁名	生境分布	药用部位及功效	资源（多度）
多伞北柴胡	*B. chinense* DC. f. *chiliosciadium*（Wolff）Shan et Y. Li	海拔400～2200m的山坡或山谷草地；陕西常见	同北柴胡	++++
北京柴胡	*B. chinense* DC. f. *pekinense*（Franch.）Shan et Y. Li	海拔560～1550m的山坡草地；仅见于陕西北坡低山区	根及地上部分：同北柴胡	++
银州柴胡（软柴胡、红柴胡）	*B. yinchowense* Shan et Y. Li	海拔600～1400m的山坡或山谷滩地；仅见于陕西户县、太白等地	同北柴胡	++
太白柴胡	*B. dielsianum* Wolff	海拔1600～2700m的山坡草地或山谷路旁；见于陕西太白山	根及地上部分：同北柴胡	++
锥叶柴胡	*B. bicaule* Helm	海拔650～1550m的山坡草原和多砾石的草地；分布于陕西北部	根及地上部分：同北柴胡	++
狭叶柴胡（红柴胡）	*B. scorzonerifolium* Willd.	海拔160～2250m的草原及山坡上、灌木林边缘；陕西普遍产	同北柴胡	++++
线叶柴胡	*B. angustissim um*（Franch.）Kitagawa.	海拔550～2250m的山坡、干旱草地；产于陕西神木、吴旗	同北柴胡	++++
空心柴胡	*B. longicaule* Wall. ex DC. var. *franchetii* de Boiss.	海拔2000～4000m的山坡草地；陕西部分产	同北柴胡	+++
秦岭柴胡（金柴胡）	*B. longicaule* Wall. ex DC. var. *giraldii* Wolff	海拔2800～3300m的干坡草地或疏林下；主产陕西太白山等地	根及地上部分：发表祛风，清肝利胆	++
竹叶柴胡	*B. marginatum* Wall. ex DC.	海拔800～1000m的山坡草地；陕西部分产	根及地上部分：同北柴胡	++
窄竹叶柴胡	*B. marginatum* Wall. ex DC. var. *stenophyllum*（Wolff）Shan et Y. Li	海拔2700～4000m的高山地区林下、山坡、沟边或路旁；产于陕西周至等地	根及地上部分：同北柴胡	+++

47

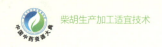
续表

种类	拉丁名	生境分布	药用部位及功效	资源（多度）
紫花大叶柴胡	*B. longiradiatum* var. *porphyranthum* Shan et Y. Li	海拔1100～2400m的山谷路边草丛或山坡树林下；陕西普遍产	根状茎：同北柴胡	+++++

注：关非常多（背景化+++++），多（随处可见++++），中等（经常可见+++），少（少见++），很少（偶见+）

八、运城地区野生柴胡资源与分布

运城位于山西省的最南端，辖区十三个县市。地形以南为中条山脉，包括永济、芮城、平陆、夏县、闻言、绛县、垣曲，北以吕梁山脉，与河津、稷山、新绛交界，中间以平原、丘陵为主，主要河流有泗交河、石门河、马河、谏水河、汾河等，均属黄河水系。

该区以中条山脉为主要山脉，主峰历山海拔2358m有许多陡峰和深谷，景色秀丽奇特。该山属暖温带季风型大陆性气候。夏季炎热多雨，冬季寒冷干燥，由于所处的地理纬度较低（东经110°18′～112°，北纬34°2′～35°50′）。受东南季风的影响。与本省山脉相比。具有气温较高。雨量较多的特点。

由于该区地形复杂，气候各异雨量充沛，适合各种不同植物生长，药用植物十分丰富，共有各种药用植物539种，据记载和多次调查，其中柴胡有4种。

2. 四种柴胡的分布

（1）柴胡（北柴胡、竹叶柴胡） 分布于夏县贾路秦岔沟，芮城后坪，垣曲皇姑幔、马蹄沟，绛县猪尾沟，闻喜石门。生于海拔950～1700m向阳山坡、田野。本区有少量栽培。根为解热药和镇痛剂。

（2）百花山柴胡　分布于垣曲青龙掌，生于山坡地。

（3）狭叶紫胡（红柴胡）　分布于中条山脉，生于干燥山坡。根含精油，为解热强壮药。治疟疾、感冒等症。

（4）小五台柴胡（黑柴胡）　分布于夏县泗交没底沟，垣曲青龙掌、皇姑曼。生于1500～2300m山坡。

3. 对运城地区柴胡资源保护利用的建议

（1）由于多年来缺乏对野生资源的保护，再加之大量无计划的采挖，使得野生柴胡资源遭到严重破坏，甚至苗很小就采挖。对此现状，建议有关部门采取相应措施，对野生资源加以保护，有计划地选择适宜山坡进行复播，充分发挥野生资源的优势。

（2）有计划地进行柴胡家种，万荣等县已经大面积，种植柴胡，但由于经验不足，家种柴胡柴性太大，要在家种的基础上，进一步摸索经验，逐步实现家种柴胡野性化。[12]

九、柴胡属植物种质资源研究

1. 北柴胡种质资源研究

由于各地的资源、民间用药的历史和习惯不同，导致柴胡在使用和栽培的种质混乱。北柴胡作为《中国药典》收录的柴胡品种，有效成分柴胡皂苷类的含量明显高于同属其他品种，而北柴胡的根较粗壮，产量高，适应性强，有利于种植，我国

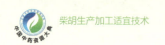

东北、华北、西北、华中等地区均有种植，其中甘肃、山西、陕西、湖北、河北等地区种植面积较大。陈佩等比较家种与野生柴胡的皂苷类成分含量相近，说明种植品可替代野生品入药。同时栽培柴胡的种质比野生种质单一，便于进行质量控制，通过GAP规范化种植达到中药现代化。

2. 北柴胡种质优化研究

研究表明，种质、生产环境和采收期等因素是目前北柴胡栽培种植的关键控制因素，其中种质因素尤为重要。因此，如何选择优良的北柴胡种质进行栽培生产，选用性状稳定的类型或品种进行栽培不仅关系到药材质量，而且也直接关系到产量。岳建英等采用形态学方法，对北柴胡多支根型、少支根型和单根型三种栽培类型进行调查比较，结果发现多支根型的侧根和细根较多，有效成分含量较高。李媛媛等进一步研究发现北柴胡细根中柴胡皂苷a, d的含量明显高于粗根，但粗根的栽培产量高于细根，说明从种植产量角度考察，柴胡最佳的栽培类型中应首选粗根多分枝型柴胡根。[13]

3. 北京地区野生柴胡种质资源的ISSR研究

赵香妍等[14]通过ISSR分子标记技术考察北京地区野生柴胡不同种质资源之间的亲缘关系。从43条引物中筛选出8条合适的引物，对北京地区不同产地采集的15份野生柴胡种质资源进行ISSR分析，构建聚类系统树状图。结果8条引物共扩增出130条条带，其中多态性条带114条，占87.7%，聚类分析显示北京地区野生柴胡遗传多样性较高，并存在明显的种内遗传变异。北京地区野生柴胡呈现一定的地域性分布趋势，应加以保护，初步认为百花山山腰及山脚柴胡值得推广种植，研究为北京地区柴胡种质亲缘关系研究及栽培品种的选育奠定了基础。

4. 11种柴胡种质综合品质评价

王晓英等[15]为了筛选适合唐山地区栽培的柴胡种质，测定了11种柴胡种质在唐山地区种植后的8项指标（种子生活力、根腐病回接染病天数、越冬保苗率、柴胡皂苷a和d产量、柴胡总皂苷产量、醇溶性浸出物产量、大田出苗率），并进行8项指标的基于主成分和隶属函数分析的综合品质评价和聚类分析。结果8项指标通过主成分分析归纳成药效成分因子、柴胡皂苷d–出苗率因子、抗性因子和种子生活力因子4个主成分因子；11种柴胡种质资源的综合品质顺序由优到劣依次为：甘肃陇西黑柴胡、辽宁沈阳黄柴胡、河北安国31号柴胡、河北张家口北柴胡、山东乐陵805柴胡、河南卢氏北柴胡、河北安国日本31号柴胡、山西万荣黑柴胡、山东菏泽三岛柴胡、湖南邵东黑柴胡、甘肃临兆红柴胡。聚类分析结果表明，综合品质较高的甘肃陇西黑柴胡、辽宁沈阳黄柴胡、河北安国31号柴胡聚为一类。结论：甘肃陇西黑柴胡、辽宁沈阳黄柴胡、河北安国31号柴胡可以作为唐山地区柴胡推广的种质资源。

第3章

柴胡种植
加工技术

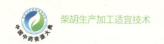
第一节　柴胡的生物学特性

一、柴胡的生态学特性

柴胡广泛分布于全国各地，北起内蒙古、黑龙江，南至海南岛、广东、广西和云贵高原，西连青藏高原和新疆，东达江浙闽和台湾，均有柴胡的分布。柴胡的适应性很强，能在黑龙江-40℃，冻土层厚达2m以上的地区安全越冬，也能在江南热带地区良好生长。在西北中温带、暖温带野生北柴胡分布区，位于晋陕高原和陇东高原年均温0～9℃，无霜期100～223天，年降水量20～700mm。在太行山、吕梁山、五台山，柴胡主要分布在800～1800m，陇东高原、六盘山以西，柴胡绝大部分分布在海拔1200m以上的黄土丘陵沟壑地区。在华北中温带、暖温带野生红柴胡和北柴胡混交分布区柴胡主要集中分布于长城沿线的中温带和暖温带过渡地带，长城以北广阔的内蒙古中温带地区为红柴胡的主产区，长城以南为北柴胡的主产区。阴山山脉及坝上高原，呈东西走向横卧于中部，平均海拔高度约1500m。太行山最北部，向境内延伸，有恒山和小五台山，海拔均在2450m。

二、北柴胡种子生物学特性研究进展

为了解决生产中的实际问题，实现柴胡药材的规模化、规范化人工栽培，众多科研工作者集中于胚胎和果实发育、种子后熟生理及高效萌发技术进行了探索。姚

入宇等[16]对近年来北柴胡果实发育及种子生物学特性研究作以综述，可为北柴胡种子生理的进一步研究提供参考。

（一）北柴胡的果实发育

1. 北柴胡的胚胎学研究

（1）大孢子和雌配子的发育　北柴胡子房二室，各有一枚倒生胚珠（ovule），孢原细胞体积较大，直接发育为大孢子母细胞，大孢子母细胞进行减数分裂形成线形的大孢子四分体，珠孔端3个解体，合点端的大孢子发育成功能大孢子。功能大孢子细胞质逐渐液泡化，核向胚囊中央移动形成单核胚囊，胚囊发育属蓼型胚囊（polygonum type sac），形成7细胞8核成熟胚囊。陈莹通过石蜡切片显微技术和荧光显微技术观察，揭示了北柴胡胚珠、大孢子、雌配子的发育过程，发现北柴胡雌配子发育过程中存在多细胞孢原现象的证据——双四分体，并观察到珠心座（podium）的形成，该结构在同科植物当归中有报道。可见柴胡大孢子发育既有典型的蓼型胚囊特征，又有伞形科植物多细胞孢原现象和珠心座的特殊结构。

（2）小孢子及雄配子发育　北柴胡的花药壁发育类型为双子叶型，绒毡层细胞大小、形态均匀一致，属于腺质绒毡层（glandular tapetum），小孢子母细胞减数分裂为同时型，四分体正四面体型，形成三细胞型的成熟花粉，与伞形科植物胚胎学特征基本一致。杨成民等首次报道了北柴胡具有雄性不育的特征，指出绒毡层异常导致了花粉败育。北柴胡花两性，同一朵花中雄蕊先成熟，花粉散出时，柱头仍未伸出，而柱头伸出时，花药大多已经脱落；单花从露瓣到凋谢需要13～16天，有限花

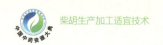

序，整个花序的开花期平均为30～35天。这些特性为北柴胡的异花授粉创造了条件，然而后期发育的雌蕊不易授粉，因此也成了柴胡种子减产的原因。

（3）胚和胚乳的发育　北柴胡胚的发育属于典型的茄型，胚柄不参与胚体的形成，核型胚乳（nuclear endosperm）。陈莹等对采收的果实做石蜡切片，发现仅有10%发育到鱼雷胚，另有70%的心形胚、20%的球形胚，胚率（胚长/胚乳长），萌发困难。可见北柴胡种子存在明显的形态后熟，采收后绝大部分种子未发育成熟，种子成熟度的参差不齐造成了发芽率低、出苗时间不一致、种苗质量差异大等问题，不利于田间管理，成为柴胡种植的技术瓶颈。

（4）种皮和果皮的发育　在原胚时期北柴胡的子房壁包括多层细胞，从外向内可以分为外表皮细胞、多层薄壁细胞和1～2层长形薄壁细胞。北柴胡果实发育成熟时，外表皮细胞发育为外果皮，子房壁发育为果皮，多层薄壁细胞发育为中果皮，中果皮内相间排列着分泌道和维管束，而1～2层长形细胞发育为内果皮，细胞壁木质化。果皮与种皮紧密连接，成为种子的抵御外界不良环境的天然屏障，另一方面，这种结构使种皮牢牢包被于种子外，而种皮内含有发芽抑制物，不利于种子萌发。

2. 北柴胡的果实形态与化学成分

（1）果实的形态　北柴胡果实是由两心皮组成的分果（eohimooanp）又叫双悬果（onemooanp）据《中国植物志》记载，该果实为广椭圆形，棕色，两侧略扁，长约3mm，宽约2mm，棱狭翼状，淡棕色，每棱槽油管3个，很少4个，合生而4条。

（2）果实化学成分　北柴胡果实中贮藏物主要为脂类、淀粉、蛋白质，还含有挥发油，主要贮藏于胚乳中，内源抑制物以香豆素为主。豆红强的研究表明，北柴胡果实中主要含有棕榈酸、硬脂酸、油酸和亚油酸4种脂肪酸，粗脂肪含量随着北柴胡果实的发育逐渐升高，到成熟后含量最高；而可溶性糖的含量逐渐降低，淀粉和可溶性蛋白质的含量在果实发育的早期阶段逐渐升高，在果实成熟的后期呈现一定的下降趋势。可见，北柴胡果实成熟期可溶性糖先转化为淀粉，在果实发育进程中糖类又在不断地转化成脂类成分，到成熟后期大部分贮藏物已经转化为脂肪贮存在果实中。北柴胡果实油管结构发达，果实富含挥发油，刘玉华等采用GC-MS法从北柴胡果实挥发油中分离鉴定了51种物质，主要是萜类和脂肪族化合物，与柴胡根的挥发油相似。生物鉴定法证实北柴胡果实中内源抑制物以香豆素为主，含量在子房膨大期较高，到球形胚时期逐渐降到最低，之后迅速升高，当发育到鱼雷胚时香豆素含量最高。内源抑制物具有抑制种子萌发的生物效应，北柴胡果实中内源抑制物的存在是导致其萌发率低的又一大因素。

（二）北柴胡种子生物学特性

1. 种子的休眠特性

北柴胡种子采收后胚未发育完全，即使在适宜的环境下仍不能萌发，具有胚休眠（embryo dormancy）特性。魏建和等研究不同成熟度的北柴胡和三岛柴胡种子的萌发情况表明，种子成熟度差是柴胡种子萌发率低和出苗率低的重要原因之一。种子成熟度表征种胚的发育程度，胚的发育程度越高，种子的萌发率和出苗率越高。柴胡种子休眠的另一个原因是种皮内含有的发芽抑制物。魏建和等首先排除种皮吸

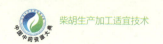

水和气体交换障碍、机械障碍，发现去除种皮后种子发芽率均有明显提高，说明柴胡种子含有发芽抑制物，并且定位于种皮中。

2. 种子的贮藏特性

北柴胡种子不耐贮藏，隔年种子极其不易萌发，属于短命种子。潘安中等研究表明存放不到2年的北柴胡种子发芽率已经很低，仅为6.67%，随着贮藏时间的增加，发芽率下降趋势明显。他们还发现SOD，POD这2种抗氧化酶活性与种子发芽率正相关，可见在贮藏过程中，柴胡种子有可能因为受到氧化损伤，逐渐丧失生命力。另有研究表明，柴胡种子贮藏的适宜含水量为4.85%～5.82%，柴胡种子含水量在此最适范围内贮藏经人工老化后，浸出液最少，POD酶活性高，脱氢酶活性相对下降最少，种子发芽率和生活力能够保持较高状态，有利于长期保存和利用。由以上研究可知，北柴胡种子发芽率与抗氧化酶的活性相关，而贮藏时间和含水量都是影响其抗氧化酶活性的因素，至于贮藏时间与含水量之间的关系以及它们影响抗氧化酶活性的机制，有待进一步研究。

3. 种子的萌发特性

北柴胡种子由于存在胚休眠和内源抑制物，自然状态下萌发率低，一般仅为30%～50%，而且发芽时间长，出苗不整齐，是生产管理中的难题。为了解决这些问题，科研工作者多点出发进行了大量探索，并取得丰硕成果，以下归纳了近年来提高北柴胡种子萌发率的处理方法和萌发过程中种子内物质转变的研究结果。

（1）发芽温度对北柴胡种子萌发的影响　北柴胡种子发芽的适宜温度为20℃，

30℃时发芽受到严重抑制，但该抑制可用变温解除，变温15～25℃或20～30℃较恒温显著提高萌发率，萌发启动天数变化规律与萌发率相似；胡小荣等报道柴胡种子发芽最适温度为20～30℃变温，恒温中发芽喜偏低温15～20℃；另有研究表明，夜温16～20℃，日温24～28℃对北柴胡种子萌发有明显的促进作用。由上述研究可知，适宜的变温条件可有效提高北柴胡种子的萌发率，若是恒温发芽，则以20℃为宜。实现将适宜发芽温度处理技术与生产实践配套使用，将有效提高大田种植北柴胡种子的萌发率，然而大田温度条件不易控制，因此温度处理技术在种植中的应用有待进一步研究。

（2）温水浸种对北柴胡种子萌发的影响　胡继鹰等研究表明，用40℃温水和GA$_3$预处理种子不仅能显著提高北柴胡的出苗率，而且能明显提早出苗和促进生长，提高药材产量，认为浸种主要是使种子充分地吸收水分，利于萌发。雷燕妮观察了不同水温浸种24小时后柴胡种胚的解剖形态，发现40℃温水浸种的种胚吸水情况良好，胚占胚腔的比例达到41.22%，而20℃处理仅为17.30%，可见40℃温水浸种利于北柴胡萌发的吸胀阶段种胚吸水。吸胀吸水是萌发的第1步，快速充分吸水的北柴胡种子种胚细胞活化快，能适应萌发过程内部生理变化需要，从而有效提高萌发率。

（3）电磁辐射对北柴胡种子萌发的影响　适当微波辐射能够提高柴胡种子的萌发率，于晓艳等采用家用微波炉处理北柴胡种子5秒后萌发率达到77%，而对照仅40%～50%；超声波处理也能明显提高北柴胡的萌发率。电磁辐射能提高分子运动能

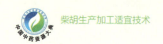

量，分子运动速度加快，使种子内部处于休眠状态的成分被激活而转化为活跃状态，促进萌发，还能增强作物的抗逆能力。

（4）种皮损伤对北柴胡种子萌发的影响 北柴胡种子的种皮虽对其水分吸收和气体交换无障碍，但种皮中存在发芽抑制物。因此，损伤北柴胡种子的种皮能够减少抑制效应，使其萌发率提高。郝建平等研究表明，损伤种皮可使种子萌发率提高20%，并且大幅缩短种子的萌发时间。

（5）砂藏处理对北柴胡种子萌发的影响 砂藏处理能给种子一种机械的刺激，使其内部的构造发生变化，较迅速地完成形态后熟，从而转为可萌发状态。据葛淑俊等报道，砂藏处理10天后可以使柴胡种子比对照提前8天萌发，萌发率由30%提高到43.5%，出苗率由13.5%提高到24.5%。由此可知，砂藏对促进柴胡种子萌发的效果明显。

（6）低温贮藏对北柴胡种子萌发的影响 杨成民等发现经低温（0～4℃）处理8星期的北柴胡种子胚长度增长至对照的3倍，且比对照的发芽势高，朴锦等采用4℃贮藏并以GA_3处理柴胡种子发芽率高达80.0%，可见低温对北柴胡的种胚发育及种子发芽有明显的促进作用，能缓解种子的胚休眠，提高种子萌发率，其机制有待进一步研究。

（7）化学药剂处理对北柴胡种子萌发的影响 常用作柴胡种子处理的药剂有$KMnO_4$、H_2O_2和聚乙二醇（PEG），效果良好。雷燕妮证明用1%的$KMnO_4$处理对种胚的发育有促进作用，徐丽霞等用此法处理得到高达82%的发芽率。$KMnO_4$具有抑菌效果，也可能是它的氧化性破坏了柴胡果实的外皮，从而有利于种子吸胀，促进萌发。3%的H_2O_2处理也能使北柴胡种子发芽率有明显提高，效果次于1%的$KMnO_4$溶液处理。PEG常用作种子引发剂，可延长种子萌发的吸胀期，张慧玲报道用PEG600浸泡种子，不同浓度处理均能提高种子发芽率，其中以5%的PEG600浸种处理最佳，发芽率为75%。

（8）植物激素对北柴胡种子萌发的影响　植物激素如GA_3，6-BA等常用于打破种子休眠，孟祥才等对狭叶柴胡的研究结果表明其对于贮存20天的种子具有提高发芽率的作用，而对于室内经过5个月贮藏的种子则表现出相反的结论，而且随浓度的升高，发芽率有降低的趋势，对北柴胡而言，郝建平等报道GA_3和6-BA对其萌发无明显作用。由此可知，GA_3和6-BA能够打破新鲜柴胡种子的休眠，对贮藏过的种子却无明显作用，其作用机制有待深入探索。但是柳枝浸出液作为天然的萌发剂，含有生长素和水杨酸，配合40℃温水浸种、流水冲洗、微波辐射可提高发芽率，并能为生产所使用。

（9）北柴胡种子萌发过程中物质变化　可溶性糖在北柴胡种子萌发阶段呈总体下降趋势，淀粉酶活性总体上升，与种子萌发的吸胀期对应，前6天快速吸水期，水分增加导致可溶性糖含量减少；滞缓期种子维持重量，此时进行细胞活化与修复，直到12天，可溶性糖基本维持不变；萌动期后可溶性糖迅速下降，以维持种子呼吸消耗以及合成新细胞所需的物质和能量Iz9l氨基酸的变化总体呈现先升高再降低的趋势，在萌发0～6天氨基酸含量迅速升高，6天以后迅速降低，这种变化对柴胡种子的

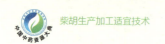

萌发是有利的；蛋白质含量呈现先降后升的趋势，早期的贮藏蛋白分解而新蛋白合成水平低，蛋白质降低；滞缓期后之后新蛋白大量合成、细胞迅速生长，种子蛋白含量升高。由此可知，北柴胡种子萌发过程中，首先淀粉酶活化，催化淀粉转化为可溶性糖供新组织生长的需求，同时合成氨基酸，形成种子萌发所需的蛋白质，种子总蛋白增加。

4. 小结

综上所述，北柴胡种子具有胚休眠特性，种皮中含有内源抑制物，种子成熟度不一致，是其萌发率低、出苗不整齐的原因，且不耐贮藏，属于短命种子，给大规模规范化种植带来了难题，有待通过研究解决。建议把握以下4点做深入探讨：打破胚休眠是提高北柴胡种子萌发率的根本，后期研究应重视其后熟理论与技术研究，构建能促进胚采后发育的贮藏技术体系；内源抑制物的存在不利于种子萌发，优化去除内源抑制物的工艺也是研究的重点；选育优良品种，以优良的种子成熟度为选育目标，从种质上提高种子萌发质量；此外，目前研究集中在种子萌发的室内条件筛选，而大田环境条件难以控制。因此，建立与生产配套的种子高效萌发技术体系，是将现有成果为生产实践所应用的关键。

三、青川产北柴胡种子采收与贮藏特性研究

姚入宇[17]针对柴胡优质种质资源青川北柴胡的种子休眠特性和不耐贮藏的特点，探讨不同采收期、成熟度、着生部位、采收方式的种子产量和质量差异，分析

老化过程中种子萌发特性的变化，以阐明青川北柴胡种子的采收与贮藏特性，揭示种子采后生理过程和老化机制。

1. 采收期对青川北柴胡种子产量和质量的影响

采收期对青川北柴胡种子产量和质量影响明显。3个采收期青川北柴胡种子的胚发育情况、种子吸水特性、萌发指数、香豆素相对含量等指标差异较大；采收期越晚种子单株产量越高，瘪粒率越低，而萌发抑制物香豆素的含量保持上升，萌发率也随之下降；黑熟期采收的种子单株产量最高449粒/株，瘪粒率最低32.29%，千粒重0.965g，萌发启动最快，幼苗质量最优，采收后经4周贮藏胚率达35.2%，而其香豆素相对含量较高。3种采收期种子的综合质量排序为：黑熟期>褐熟期>黄熟期。采收期越晚青川北柴胡的种子产量越高，总有效萌发数越高，生产上应视具体情况适当延后其采收期。

2. 成熟度对青川北柴胡种子质量的影响

成熟度对青川北柴胡种子质量有较大影响。4个成熟度青川北柴胡种子的胚发育情况、吸水特性、萌发指数、香豆素相对含量等指标差异明显；随成熟度增加，种子千粒重增加，幼苗质量增强，香豆素含量也渐高，萌发速率和萌发率有所下降，各种成熟度的种子经过采后贮藏胚率均可发育到相近水平。褐粒种子千粒重最大达1.306g，黄粒、褐粒种子萌发启动最快，绿粒、黄粒种子萌发率最大达11.0%，而绿粒种子的香豆素相对含量最少。4个成熟度种子的综合质量结果为：绿粒>黄粒>褐粒>黑粒。绿粒种子综合质量最佳，黄粒、褐粒次之，黑粒最差，生产上应在保证种子产量的前提下

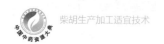

及时采收，以减少过熟种子的比例。

3. 生长部位对青川北柴胡种子质量的影响

生长部位对青川北柴胡种子质量影响较大。顶部、中部和下部等3种生长部位的种子外观大小、千粒重、胚率、吸水特性、萌发指数、香豆素相对含量等指标差异较大；顶部种子千粒重1.242g最大，吸水缓和，萌发率最高达32.67%，幼苗质量佳，胚率和采后胚率增长率最大，种子香豆素相对含量低，其各项指标均优于中部和下部种子。青川北柴胡种子存在明显的部位–品质效应，顶部种子萌发质量最佳，中部种子次之，而下部种子的萌发质量最为低劣。

4. 带株采收对青川北柴胡产量质量的影响

带株采收影响青川北柴胡种子的产量和质量。对比直接采收的黄熟种子，带株采收种子千粒重为1.163g较大，萌发启动快，日均萌发率和萌发率高，幼苗健壮，单株产量高达456粒/株，综合质量优于黄熟采收的种子。带株采收能够全面提高青川北柴胡种子的萌发质量，生产上宜采用带株采收方式采收种子。

5. 青川北柴胡种子劣变机制的研究

青川北柴胡种子人工老化过程中发生一系列变化。老化种子的POD、SOD、CAT活性随老化时间延长而持续下降，老化2天可使SOD处于低活性水平，老化3天可使POD和CAT至低活性；可溶性糖和可溶性蛋白的含量也持续下降，老化3天安后均处于低含量水平；浸出液电导率下降；经老化处理1天的种子即已丧失萌发能力。青川北柴胡种子不宜长时间贮藏，且贮藏要避免高温高湿环境。

综合考虑不同采收期、成熟度、生长部位和采收方式的种子特性，以种子的优质高产为目的，生产上宜在花期后期疏花，摘除无效花序，待顶花序果实颜色变黄后带株采收，置于阴凉处两周后脱粒，种子应在阴凉通风干燥处贮藏，且当年采收的种子仅可用于次年播种，隔年种子不可再用于生产。

三、三岛柴胡种子生物学特性

三岛柴胡（*Bupleurum falcatum* L.）系伞形科多年生草本植物，被《日本药局方》收录，以根入药，性微寒，味异，主要用于治疗感冒及上呼吸道感染、肝炎、胆囊炎、月经不调等。三岛柴胡原野生于日本和朝鲜等地，日本从1955年开始人工栽培，我国从20世纪80年代开始引种试栽，现江苏、贵州等地有栽培据报道，三岛柴胡品质优良，柴胡皂苷含量稳定，市场需求日益增多。但由于其种子细小，发芽率低，发芽时间长，出苗不整齐，给人工种植带来很大困难，虽然日本及我国的河北有催芽技术专利，但出苗仍不理想。因此，王秀丽等[20]对三岛柴胡种子的生物学特性进行了观察研究，结果如下。

（1）三岛柴胡种子细小，千粒重约为1.5 g，自然采摘的种子无胚比率为1.5% ～2.0%。

（2）胚率测定结果表明，三岛柴胡种子的胚率仅为12.5%左右，而正常情况下，种胚发育到种子的66%左右时种子才能萌发，据此证明三岛柴胡种子具有形态后熟特性。

（3）GA₃是解除种子生理后熟有效途径之一。用GA₃处理三岛柴胡种子既不能使

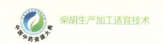
其提高发芽率，又不能使其提前萌发，说明三岛柴胡种子不具有生理后熟特性。

（4）据报道，三岛柴胡种子中存在发芽抑制物质。我们研究发现，虽然三岛柴胡种子水提液对白菜籽发芽有一定抑制作用，但不明显，经方差分析，差异不显著。所以，三岛柴胡种子中是否含有发芽抑制物质还有待进一步研究。

（5）低浓度的$KMnO_4$处理对三岛柴胡种子发芽影响不大，高浓度的$KMnO_4$对发芽有抑制作用，说明三岛柴胡种子萌发不存在种皮障碍。

（6）浸种时间和发芽温度对三岛柴胡种子发芽影响显著。以水浸种48小时，在20℃条件下发芽率较高。

综上所述，三岛柴胡种子发芽缓慢的主要原因是其具有形态后熟特性，而发芽温度和水浸种的时间是影响其发芽的主要原因。

四、野生柴胡生育特性及其对驯化栽培的启示

随着中药现代化进程的加快，我国柴胡需求量增加，加上大量出口，野生资源的数量已不能满足供应，人工驯化栽培已成为商品柴胡的主要来源。自20世纪80年代以来，各地广泛开展了柴胡的种植栽培、化学成分、药理作用等研究，其中种植栽培研究主要集中在栽培类型与栽培技术、种子生物学特性以及试验栽培条件下植株的生长发育规律等方面，但对野生条件下2年生以上的柴胡生育特性、发育规律和发育历程模式尚未见报道。明确野生条件下柴胡生长发育的特点，对研究柴胡生长发育规律和指导人工驯化栽培具有指导意义。自2012年以来，贺献

林等[21]在太行山区涉县对野生柴胡的生育特性进行了定点系统观察和非定点观察，旨为揭示多年生柴胡的生育特性及其发育历程，可为人工驯化栽培柴胡提供技术帮助。

（一）野生柴胡的生长发育特性

在小峧村野生柴胡滋生地，采用定点观察与非定点观察相结合的方法，调查野生柴胡的生长发育特性。

（1）定点观察结果表明，野生柴胡当年种子苗形成于6月中下旬，由于当年未通过低温春化，种子苗当年不抽蔓、开花和结实；经过越冬后，翌年6月中下旬开始抽蔓，7月中旬现蕾，8~9月开花同时在根茎处形成根茎苗，但这种根茎苗当年不抽蔓和开花，10月中下旬形成种子。

（2）非定点观察结果表明，野生柴胡返青早，在大地尚未完全解冻的2月下旬即开始萌动返青；野生条件下，柴胡春夏季存在由种子发芽而形成的种子苗和上年柴胡植株根茎处萌发新芽而形成的春季根茎苗，秋季8~9月已抽蔓开花的柴胡在其根茎处再次萌发新芽而形成秋季根茎苗。

（二）种植柴胡的生长发育特性

种植柴胡与野生柴胡的发育规律相似，其主要物候期与野生条件下相一致，在其多年生条件下同样存在着由种子发芽形成的种子苗和在植株根茎处萌发新芽而形成的根茎苗。

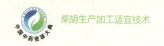
（三）野生柴胡的生长发育过程

1. 柴胡生长发育过程中3种不同时期的植株幼苗

（1）种子苗　上年成熟的种子落入地表草丛中，经冬季雨雪、春夏降雨击落与滋生地土壤接触，随气温回升种子发芽出苗而形成幼苗，称为种子苗。种子苗当年只进行营养生长，不抽蔓、不开花。其生长点经越冬通过春化，大部分叶片由于越冬而干枯，至翌年3月中旬长出新叶，到5月底6月初形成8～10片基生叶后，开始抽蔓、现蕾、开花、结实（图3-1）。

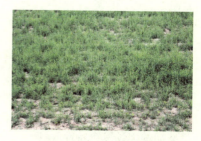

图3-1　柴胡种子苗

（2）春生根茎苗　上年已经抽蔓开花的植株，越冬期地上部枯萎，其根茎处的腋芽经越冬通过低温春化，至翌年2月下旬腋芽开始萌发，3月中旬前后长出新叶，形成春生根茎。春生根茎苗到5月底6月初形成8～10片基生叶后，开始抽蔓、现蕾、开花、结实（图3-2）。

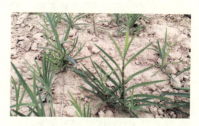

图3-2　柴胡春生根茎苗

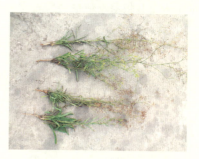

图3-3　柴胡秋生根茎苗

（3）秋生根茎苗　当年已抽蔓开花的植株，于7月中下旬至8月初其根茎处的腋芽开始萌发长出新叶，形成秋生根茎苗。秋生根茎苗在10月中下旬长出6～10片基生叶后进入越冬，其地上部叶片大部干枯，而生长点经越冬通过低温春化，至翌年2月下旬返青生长，到5月底6月初形成8～10片基生叶后，开始抽蔓、现蕾、开花、结实（图3-3）。

2. 野生柴胡和种植柴胡的主要物候期

通过观察发现，多年生野生柴胡与种植柴胡的主要物候期基本一致（表3-1）。

表3-1　野生柴胡与种植柴胡的主要物候期

物候期	野生柴胡	种植柴胡
播种期	—	8月上旬
发芽期	6月上中旬	9月上旬
幼苗期	6月下旬～11月上旬	9月上旬～11月上旬
越冬期	11月上旬～翌年2月下旬	11月上旬～翌年2月下旬
返青期	2月下旬	2月底
春生幼苗期	3月初～6月上旬	3月初～6月上旬
抽蔓期	6月下旬	6月中旬
现蕾期	7月中旬	7月中旬
秋生幼苗期	8月上旬～9月中旬	7月下旬～9月上旬
开花期	8月上旬～10月上旬	8月上旬～9月下旬
结实期	9月下旬～11月上旬	9月下旬～11月上旬

3. 柴胡生长发育历程模式图

根据对野生柴胡生长发育的观察结果，初步描述其生长发育历程模式见图3-4。

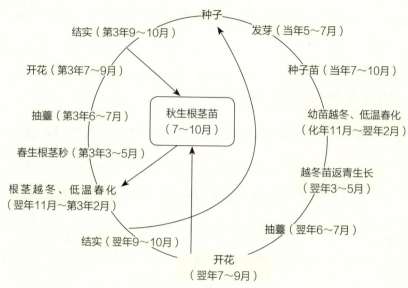

图3-4　野生柴胡发育历程模式图

4. 柴胡生长发育过程中3组功能叶的划分

野生柴胡在其生长发育过程中先后形成不同时期的植株幼苗，同时发育形成3组功能叶，即：

（1）营养生长功能叶　种子苗和秋生根茎苗未通过低温春化即越冬前发育形成的叶片。其生长形式为基生叶，主要为当年根系及自身生长提供和积累营养，为植株越冬储备物质和能量。

（2）营养与生殖生长功能叶　经过越冬的种子苗和春生根茎苗，在春季发育形成基生叶。其主要功能是为植株花芽分化、抽薹开花、根系生长以及自身生长提供和积累营养。

（3）生殖生长功能叶　经过春化的植株，春季随着抽薹而在茎及其分枝上发育形成茎生叶。其主要功能是为植株开花结实提供和积累营养。

（四）野生柴胡生育特性对人工驯化栽培的启示

（1）柴胡属阴性植物，其种子个体小、发芽时间长，野生条件下是在草丛等阴湿环境中发芽生长。人工驯化栽培柴胡时应考虑创造阴湿环境播种，以提高出苗率。

（2）野生柴胡在一年中有春季三四月、秋季七八月2次发芽生长高峰，且当年柴胡幼苗必须经过越冬低温春化才能开花结实。华北地区春季干旱，人工驯化栽培时应考虑适应柴胡秋季生长高峰，在秋季播种，以缩短出苗期，提高土地和光热资源的利用率。

（3）柴胡以根部入药，经济产量是其根产量，而柴胡茎生叶的功能主要是为其开花结实提供营养。人工栽培柴胡时，如果不采收种子，而是以收获根部药材为主的，应当采取割蔓措施，以控制地上部生殖生长，促进地下部根系生长。

实践中，涉县曾在春季播种柴胡，但出苗时间长，且出苗不整齐；2012年以后，选择在7月中下旬与秋作物（玉米、谷子、豆类）行间套种，柴胡出苗整齐，而且可以收获一茬作物，提高了土地和光热资源利用率，也提高了农民的种植收益。

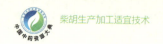

第二节　柴胡良种繁育与种子质量标准

一、柴胡良种繁育技术

（一）种源采集

柴胡是一种常用中药，也是一种多来源药材，在中国应用已有2000多年的历史。但在实际应用中，柴胡的商品来源非常复杂。柴胡属植物的绝大部分种类在产地均作柴胡药用。由于柴胡使用品种混乱，造成柴胡及其制品质量不稳定。柴胡的种植品种不清，致使柴胡的药材质量不能得到很好的保证。因此，在种植时一定选择好品种，以免造成损失。

1. 柴胡 *Bupleurum chinense* DC.

列入《中华人民共和国药典》（2015版）标准，为柴胡的正品品种。

2. 狭叶柴胡 *B. scorzonerifolium* Willd.

列入《中华人民共和国药典》（2015版）标准，为柴胡的正品品种。

3. 竹叶柴胡 *B. marginatum* Wallich ex de Candolle

列入《湖南省中药材标准》（2009年版）地方标准，湖南地方柴胡习用品，商品名为竹叶柴胡。

4. 黑柴胡 *B. smithii* Wolff

列入《甘肃省中药材标准》（2008年版）地方标准，西北地区地方柴胡习用品，商品名为黑柴胡。

5. **小叶黑柴胡** *B. smithii* Wolff var. *parvifolium* Shan et Y. Li

列入《甘肃省中药材标准》（2008年版）和《宁夏中药材标准》（1993年版）地方标准，西北地区地方柴胡习用品，商品名为黑柴胡。

6. **黄花鸭跖柴胡** *B. commelynoideum* de Boiss. var. *flaviflorum* Shan et Y. Li

列入《甘肃省中药材标准》（2008年版）地方标准，西北地区地方柴胡习用品，商品名为黑柴胡。

7. **银州柴胡** *B. yinchowense* Shan et Y. Li

列入《甘肃省中药材标准》（2008年版）地方标准，西北地区地方柴胡习用品，商品名为红柴胡。

8. **三岛柴胡** *Bupleurum falcatum* L.

20世纪80年代由日本引进柴胡品种，在河北、山西等地有栽培，产品出口日本。

（二）种子处理

柴胡种子发芽时对温度要求严格，发芽的最佳温度为18～22℃，超过25℃难以发芽。柴胡发芽需很长时间，20℃时，达50％发芽需20天。所以，种植时节安排得是否得当，直接关系到种植的成败。我国幅员辽阔，春季南北温差很大，种植户可根据当地的地温高低安排种植。例如，某地区达18～22℃地温时的时间大约在4月20日前后，那么4月1日前后就可催芽。

催芽前，先将种子浸入40～50℃的温水中浸泡4～6小时，捞去浮在水面的瘪子，

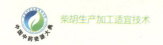

将沉底的饱满种子与洁净的河砂按1∶2的体积比拌匀，置敞口的陶制容器或土坑里催芽，温度控制在18～22℃，20天左右，有1/3种子"露白"时即可播种。

（三）选地

柴胡性喜温暖、潮湿环境，耐寒、耐旱，怕水涝。生产上宜选择肥沃、疏松、不积水的大田或缓坡山地种植。凡黏重、积（渍）水、土层薄的地块不宜种植。

地选好后，每亩施入农家肥2500kg、过磷酸钙50kg、硫酸钾20kg做基肥，深耕30cm，整平耙细，做110cm宽的平畦。雨水偏多的地区可做宽130cm的高畦，畦的四周挖好排水沟。

（四）播种或栽植

1. 播种时间

春播于3～5月上旬，秋播10月至结冻前。

2. 用种量

1～1.5千克/亩。

3. 播种方法

（1）春播　应采用处理过的种子，行距25cm开沟，沟深2cm，将种子均匀撒入沟内，覆土0.5cm稍加镇压，盖草保墒。柴胡播种至出苗前一段时间保持土壤墒情，满足种子发芽对水分的需要十分重要。墒情好不浇水，墒情差可用喷壶洒水。春播15天后可出苗。

（2）秋播　方法与春播相同，翌年春天出苗，苗出齐后选阴天将盖草去掉（图3-5和图3-6）。

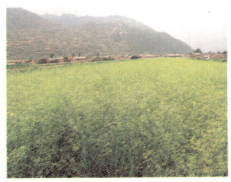
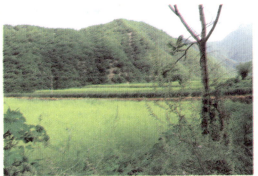

图3-5　柴胡制种田　　　　图3-6　山西省绛县柴胡种子种苗繁育基地

（五）田间管理

1. 间苗、补苗

幼苗高约10cm时进行间苗、补苗，株距10～15cm。

2. 保花疏花

一年植株细弱，生长缓慢，多以叶茎丛生，一般不抽薹开花，二年生开花，7～8月是柴胡开花期，应在开花前追施钾肥。在柴胡花期后期进行疏花处理，摘除无效花序，减少无效花序和低品质种子形成而消耗植株营养。

3. 防倒伏

柴胡地上部分茎秆较细弱，遇风雨易倒伏，因此注意控茎，注意中耕除草和根部培土。

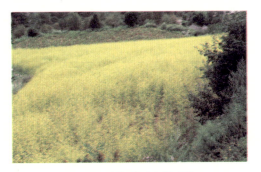

图3-7　柴胡种子即将成熟

（六）种子采收

待顶部花序果实颜色变黄后带株采

收，置于阴凉处两周后阴干脱粒，种子应在阴凉通风干燥贮藏，且当年采收的种子仅可用于次年播种，隔年种子不可再用于生产（图3-7）。

二、柴胡种子质量标准

1. 柴胡种子形态特征见表3-2。[20]

表3-2　柴胡种子形态

种类	种子形态
山西运城种子	双悬果长卵形至椭圆形，长2.5mm，宽1mm，棕色，果棱明显，主棱5条，副棱15~17条。表皮中有19~27条油管，合生面有4条油管
河南嵩县种子	双悬果长卵形至椭圆形，长2.5mm，宽0.9mm，棕色，果棱明显，主棱5条，副棱15~17条。表皮中有15~24条油管，合生面有4条油管
河南林州种子	双悬果长卵形至椭圆形，长2.6mm，宽0.9mm，棕色，果棱明显，主棱5条，副棱14~17条。表皮中有18~26条油管，合生面有4条油管

2. 柴胡种子质量分级标准见表3-3。[21]

表3-3　柴胡种子质量分级标准

等级	发芽率%	干粒重（g）	净度%	含水量%
I	≥75	≥1.12	≥95	≤12
II	≥63	≥1.04	≥90	≤12
III	≥52	≥1.00	≥80	≤12

三、种子质量检验方法[21]

1. 仪器

温度计、称量瓶、干燥器、天平、烧杯、万分之一天平、滤纸、磨口试剂瓶、铝盒、牛皮纸袋、布袋、冷藏柜、恒温生物培养箱、培养皿。

2. 方法

（1）发芽率测定　在已经充分混匀的柴胡净种子中随机抽取4份重复（100粒/重复）进行发芽试验。采用普通培养皿或有机塑料发芽盒，每皿内铺一层脱脂棉，然后再铺滤纸，在紫外灯下照射30分钟，取5份经1%盐水筛选后的种子，用70%的酒精消毒数秒，用无菌水冲净，分别放入5个培养皿中，每皿100粒，做好标记放入恒温生物培养箱中，25℃，8小时光照，150℃，16小时无光照条件下变温培养。每天记录并补水。置床当天为第0天，大约从第7天开始幼苗发育到适当阶段，进行第1次计数，到第35天左右进行最后计数并结束实验。试验期间根据情况可以适当增加统计计数。幼苗鉴定时将幼苗分为正常幼苗、不正常幼苗和未发芽种子进行统计。

（2）千粒重测定　用电子天平称取重量（精确度为0.01g）对柴胡净种子试样使用500粒进行重量测。从充分混匀的柴胡净种子中随机抽取2个重复（500粒/重复）进行称重。小数位数按照ISTA标准保留。2个重复称量完毕后再取平均重量。其得到的2份重复的重量差数与平均数之比不得超过5.0%。如果超过应该再测定第3个重复，直至达到要求，取其中差距小的2份结果计算平均重量。

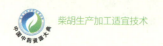

（3）净度分析　净度分析采用"徒手减半法"抽取试验样品，柴胡种子送检样品的重量应超过60g，净度分析试验中送检样品的最小重量为6g（至少含有2500粒种子单位）。由于柴胡2500粒种子的重量为3g，所以净度分析时应从每份柴胡试样中分取2份全试样。在净度分析台上将试样分离成干净种子、其他植物种子和一般杂质等3种成分，然后将分离后的各成分分别称重，计算各成分所占百分比。如果分析后的重量之和与原始重量增失差距大于5%，则需重新测定。千粒重、发芽率和生活力均要用净种子进行测定。

种子净度（%）=（供检种子质量–杂质质量）÷供检种子质量×100%

（4）含水量的测定　含水量测定采用高温烘干减重法对柴胡种子含水量进行测定。每个试样重复2次。先将样品盒（铝盒）烘干（130℃，1小时），然后放入干燥器中进行冷却。从充分混匀的柴胡试样中随机称取2份种子（5.0克/份），放入冷却后的样品盒中一起称重（精确至0.001g）。称重时试样在空气中暴露时问不应超过2分钟。再将样品盒连同种子进行烘干（130～133℃，1.5小时）。待冷却后进行称量。根据烘干后种子失去的重量计算种子含水量百分比。精确到0.1%。每一试样用其2次测定值的算术平均数表示，之间差距不得超过0.2%。

种子含水量（%）=（M_3–M_2）÷（M_2–M_1）×100%

注：M_1为称量瓶和盖的重量（g），M_2为称量瓶和盖及样品烘前的重量（g），M_3为称量瓶和盖及样品烘后的重量（g）。

（5）吸水率的测定　称取种子10g，重复3份，时间设置为2、4、6、8小时取出种子，用滤纸将种子表面的水分吸干，称取重量，直至种子的质量不再增加。

吸水率＝（种子吸水后的质量−种子吸水前的重量）÷种子吸水前的质量×100%

（6）生活力测定　种子生活力测定采用四唑染色法（TTC法）进行。从充分混匀的柴胡净种子中随机抽取3份重复（100粒/重复）进行预湿。预湿条件为20℃，16小时。然后将种子浸入0.5%四唑溶液进行染色（30℃，18小时）。再观察种子胚乳切面和胚的染色情况并统计。分为有生活力种子和无生活力种子2种。

四、影响柴胡种子质量的因素

1. 净度、含水量、千粒质量的影响

种子净度越高说明种子所含杂质、废种子及其他异类种子越少，饱满种子占供试样品质量的百分率就越高，种子品质越好。柴胡种子样品净度为山西运城种子81%、河南嵩县种子79%、河南林州种子92%。其中河南林州种子净度最高。千粒质量是种子活力的重要指标。千粒质量大的种子，种子的粒大、饱满充实，其内部储存的营养物质多，发芽整齐，出苗率高，幼苗健壮。

2. 不同的温湿度条件对柴胡种子发芽的影响

种子发芽在15℃，浸泡时间为2、4、8小时对发芽率没有明显差异，发芽均很好。15～20℃的发芽率比25℃要高。山西运城种子发芽率一直为零，可能是由于山西运城种子霉变的原因。但河南嵩县种子和河南林州种子均在15～20℃时，萌发最高。因此，初步认为柴胡种子萌发最适温度为15～20℃，萌发基点为：最低温度5℃，最高温度为25℃，柴胡种子发芽最适宜的温度应是15～20℃。

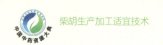
种子萌发需要一定的湿度，在种子播种前要适当浸泡，有利于种子萌发，提高种子的发芽率，在种子处理时浸泡时间有一定的限制，并不是浸泡时间越长越好。以小于8小时为宜，时间太长种子会过度吸胀破裂，影响种子的发芽，使种子的发芽率大幅度降低。

3. 不同的储藏条件对柴胡种子的影响

不同的储藏器皿对柴胡种子是有影响的，随着储藏时间的延长发芽率普遍呈下降趋势。用磨口玻璃瓶在室温下储藏120天发芽率为零，用铝盒储藏120天发芽率由16%降至1%，牛皮纸袋和布袋在室温条件下比冷藏柜的高。由此分析可能是由于冷藏柜对柴胡种子含水量影响较大。据此初步认为柴胡种子储藏以透气良好的布袋或纸袋为好。

本研究中，所用山西运城种子发芽率几乎为零，原因可能是由于种子的霉变引起。因为在实验过程中有霉菌出现。因此，种子在保存的过程中，也须要保持在一定的湿度，但又不可过高，以免引起种子的霉变。[22]

第三节　大田种植与管理

一、选地与整地

1. 选地

柴胡适应性较强，喜稍冷凉而湿润的气候，较耐寒冷、耐旱、忌高温和涝洼积水，宜选择比较凉爽的气候条件，要求土壤深厚、疏松、肥沃且排水良好，土壤pH

值6.5～7.5，土质以腐殖土、砂壤土、夹砂土为好。

2. 细整地深施肥

柴胡是根系药材，种子小，整地要细，深翻细耙，亩施土杂肥3000kg、过磷酸钙30kg，均匀撒入地面，然后深机耕25～30cm，耙细整平。据北京市中药综合研究所试验，深翻和高垄栽培比平畦栽培能显著增产。因深翻使土壤疏松，保水保肥的能力增强，有利于柴胡吸收养分和根系生长。高垄还可以提高地温，增大昼夜温差，对柴胡生长有利。

二、播种

1. 处理种子，提高发芽率

柴胡花期和果期时间较长，故种子的大小和成熟度差异较大，一般发芽率约50%，在适宜条件下播种后20～25天出苗。为了提高发芽率，播种前应进行种子处理。处理方法有：①砂藏处理将种子用30～40℃温水浸泡1天，除去浮在水面上的瘪籽，将1份种子与3份湿砂混合，置20～25℃下催芽10～20天，当一部分种子裂口后，去掉砂土播种。②激素处理用0.5～1mg/kg细胞分裂素（C6-DA）浸种1天，取出种子，用水冲洗后播种。③药剂处理使用0.8%～1%高锰酸钾浸种，取出冲洗净后播种。以上3种方法可任选一种。

彭琳等通过对柴胡种子发芽特性研究表明：①用1.0mg/kg赤霉素处理柴胡种子，发芽率较高。②无论是否采用播前处理，播后种子不发芽的时间都在13天以上，采用播前处理，发芽时间则有不同程度地提前，从而为种子发芽创造了条件。

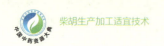

③柴胡种子的发芽高峰期均集中在播后25～35天，因而人工种植宜选择秋播，并应注意保持土壤墒情。④隔年柴胡种子已丧失发芽力，因而人工种植必须选用当年的种子。

2. 播种时间

春播于3～5月上旬，秋播10月至结冻前进行，用种2.5～3.0千克/亩。

3. 种植方法

春播应采用处理过的种子，按行距25cm开沟，沟深2cm，将种子均匀撒入沟内，覆土0.5cm，稍加镇压，盖草保墒。柴胡播种至出苗前一段时间保持土壤墒情，满足种子发芽对水分的需要十分重要。墒情好不浇水，墒情差可用喷壶洒水。春播15天后可出苗，秋播翌年春天出苗，苗出齐后选阴天将盖草去掉。

播种方式上还可选用同春播玉米同时播种，柴胡种子套种在玉米田空行中，玉米行距60cm中间套种两行柴胡，行距20cm播种量不减，第一年玉米收后，将玉米秸秆带出田外，第二年柴胡地再不能种玉米，使柴胡形成宽窄行，有利于田间管理。

许丽芸等研究发现柴胡套种技术比育苗移栽和大田直播技术优点多，值得推广。主要表现在：①省工省时，节省人力；②很好地解决了柴胡苗期遮阴保湿的难题，利于保全苗；③柴胡套种不影响当年套种作物的产量，既能确保年年有收益，又合理利用了土地。

柴胡播种后覆草（图3-8）。

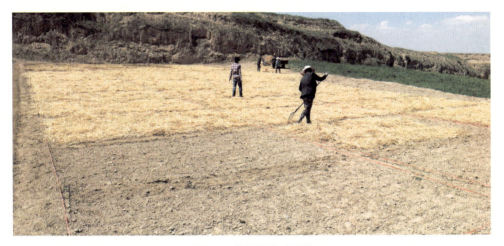

图3-8　柴胡播种后覆草

三、田间管理

1. 间苗、补苗

幼苗高约10cm时进行间苗、补苗；株行距10cm×15cm，定植后要浇透定根水。

2. 控茎、促根

柴胡以根入药为主，地上部分茎秆较细弱，遇风雨易倒伏，因此注意控茎、促根，注意中耕除草和根部培土。待株高40cm时须打顶，防徒长。同时还要不断除去多余的丛生茎芽，促使根部迅速生长，提高产量与质量。

3. 中耕松土

生长期适当增加中耕松土的次数，有利于改善柴胡根系生长环境，促根深扎，增加粗度，减少分支。一般在生长期要进行3～4次中耕，特别是在干旱时和下雨过后，进行中耕十分有效。

83

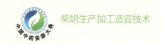
4. 摘心除蕾防抽薹

一年植株细弱，生长缓慢，多以叶茎丛生，一般不抽薹开花，二年生开花，7～8月是柴胡开花期，应在开花前及时摘心除花蕾，防止抽薹开花，及时打薹是提高柴胡产量和质量的有效措施。留种田要进行保花增粒。

目前，打顶技术在多种中药材栽培中广泛应用，对玄参、桔梗等药用植物进行打顶处理，均能起到增产、优质的作用。方正等在三岛柴胡现蕾前进行打顶处理，发现地上部分留35～40cm时能极显著提高药材的产量和质量。于英等对北柴胡在孕蕾期进行摘花序、打顶处理，摘除花序后植株光合能力提高、干物质积累增多、根部产量增加，但打顶处理后根部产量无明显增加。孟祥才等的打顶试验得到在柴胡种植密度为140株/平方米时产量提高88.5%，50株/平方米产量提高33.1%。朱洁对两年生柴胡进行打顶处理，结果表明在打顶后的生长进程中，柴胡根径、根干重及总皂苷含量均高于未打顶柴胡；在7、9、11月打顶柴胡的皂苷a、d含量高于未打顶植株；但打顶对柴胡根长无较明显影响。[23]

5. 追肥

苗期管理宜以培育壮苗为主，结合中耕施人粪尿，长到第2年配合施过磷酸钙15千克/亩、硫酸钾10千克/亩。在摘心后要及时追肥浇水，追肥以尿素为主，用量10千克/亩，结合浇水施入。施肥都要开沟施肥，施后盖土，并及时中耕和搞好排灌工作。

6. 越冬管理

柴胡植株生长到9月下旬，地上叶片开始枯萎黄化，进入越冬休眠状态，此时管理好坏也直接影响来年春季返青。

（1）浇越冬水　为了保证来年春季返青有足够的土壤水分，于封冻前浇一次越冬水，对柴胡根系发育和生长十分有利。育苗田同样浇一次封冻水越冬。

（2）严禁放牧　柴胡越冬休眠状态，一般地上干枯茎叶突出于地表面，会引起放牧人员的青睐，一定要加强管理，禁止放牧，以防各种牲畜的侵害和践踏。

柴胡田间管理效果（图3-9）。

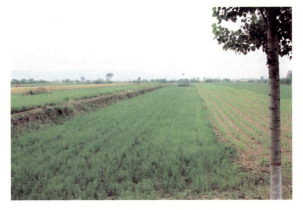

图3-9　柴胡田间管理效果图

第四节　柴胡的常见病虫害防治技术

一、病害防治

1. 根腐病

（1）病原　为尖孢镰刀菌和腐皮镰刀菌普遍存在于土壤及动植物有机体上，可以在土壤中越冬和越夏，病部组织变硬、变脆，裂口深及木质部并造成水分、营养运输中断，导致整个植株萎蔫死亡。田间一年生柴胡在当年秋季地上部枯萎后即有发生，二年、三年生柴胡在5～8月份为高发期。

（2）症状　多发生在高温多雨季节。发病初期，只是个别支根和须根变褐腐烂，后逐渐向主根扩展，至全部腐烂，只剩下外表皮。最后植株成片枯死。

（3）防治方法　①选择抗病的品种。②轮作倒茬，防止因连作引起病原菌的积累。③及时拔除病株，田间发现病株时及时拔除并销毁，减少病菌的进一步扩散。④合理控制栽培密度，加强通风透气，防积水。⑤药剂防治：在5～8月份发病高发期苯醚甲环唑或噁霉灵、多菌灵灌根或喷雾处理。（药剂使用请慎重，先试用，防止药害发生）。⑥合理施肥：从预防柴胡根腐病的角度，在第二年拔节前应多施磷肥，适量施用氮钾肥。

朱洁[25]在观察柴胡根腐病病症的基础上，对防治柴胡根腐病的药剂进行筛选研究，结果表明11种药剂对柴胡根腐病均有防治效果，其中75%百菌清WP防治效果最好；并通过对百菌清在柴胡根茎上的残留量测定，发现在第48天百菌清已降解完全，不会造成残留，采收时期距离最晚施药时间不少于48天。75%百菌清WP可作为防治柴胡根腐病的高效、低毒农药使用。

2. 斑枯病

（1）发病原因　以分生孢子器随病残落叶在土壤中越冬。重茬，高温，多雨，郁蔽田发病重。

（2）症状　发病部位为叶片。叶片上初期产生暗褐色直径为3～5mm的圆形、近圆形病斑，后中央变为灰白色，边缘褐色，斑上密生小黑点。严重时叶片枯死（图3-10）。

（3）防治方法　①轮作，合理密植，通风透光。②清除病残体并深埋或烧毁。

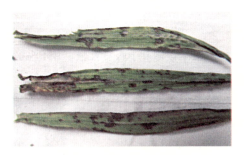

图3-10　柴胡斑枯病

③发病初期用50%多菌灵可湿性粉剂800倍液，或40%灭病威可湿性粉剂500倍液叶面喷洒，7～10天喷1次。

3. 锈病

（1）症状　发病部位为叶片，初期叶片正面产生浅黄色小斑点，周围有黄色晕圈。相应背面出现浅红褐色稍隆起小疱斑，后表皮破裂，散出橙黄色粉末（夏孢子），严重时叶片干枯。产生冬孢子。

（2）发病环境及条件　以冬孢子在病组织上越冬，温暖地区夏孢子也可越冬。5月始见，阴雨天，相对湿度大，植株生长衰弱，通风不良田易发病。

（3）防治措施　①彻底清除病残落叶深埋或烧毁。早春地面用2°～3°石硫合剂消毒。②发病初用0.2°～0.3°石硫合剂或40%硫胶悬剂400倍液，20%粉锈宁可湿性粉剂1000倍液，97%敌锈钠可湿性粉剂300倍液，70%艾菌托可湿性粉剂800倍液叶面喷洒，10天喷1次，连喷2～3次。

二、虫害防治

1. 地下害虫

播种前结合整地，每亩喷施甲敌粉2kg或辛硫磷颗粒剂1∶10细土混合撒施，防治地下害虫。在6月份旺长季节，亩喷施乐果乳油800倍液或功夫乳油600倍液，防治地上害虫危害。

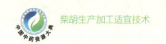

2. 蚜虫

多发生在苗期和开花季节，危害叶片花朵，常聚集在嫩叶上吸食汁液。用40%的乐果800~1500倍液，或敌杀死800~1500倍液，或速灭杀丁800~1500倍液喷洒。

3. 赤条椿蟓（臭屁虫）

6~8月靠一根吸管吸取嫩枝、叶柄、花蕾的汁液，使植株生长不良。除人工捕捉外，用90%敌百虫800倍液喷洒。

第五节　柴胡的产地采收与加工

一、采收

1. 采收年限

采收柴胡以二年生的产量为高，一般亩产干货250kg，地上茎150~250kg。

2. 采收期

朱洁[23]以总皂苷收量和皂苷（a+d）收量作为评价指标，对凤县地区不同生长年限、生长时期的柴胡进行研究，结果表明三年生柴胡在11月初总皂苷和皂苷a、d收量最大，药材品质最优、产量最高。

王启帅等[24]研究不同采收期北柴胡指标性成分的动态积累规律，认为北柴胡的采收期可根据临床需求而定。在用以生产治疗感冒发热、寒热往来为主的柴胡注射液时，可选择柴胡挥发油量较高的10月作为采收期。而当用于生产以治疗病毒性肝炎、胸胁胀痛、月经不调为主的复方柴胡制剂（如小柴胡汤等）时，建议选择柴胡皂苷a、d含量较高的9月作为采收期。因此，对于柴胡采收时间的确定，要根据不同地区柴胡中所含有效成分的含量及产量确定。

3. 采收方法

采收时先割去地上部茎，再挖出根为了提高效率、降低成本，产区多利用机械采挖。采挖根部时应注意勿伤根部和折断主根，抖去泥土，把残茎除净以备加工。

二、加工技术

随收获，随加工，不要堆积时间过长，以防霉烂。

把采挖的根用水冲洗干净进行晒干即可。当晒到7～8成干时，把须根去净，根条顺直，捆成小把再继续晒干为止。

商品规格要求身干、折断有松脆声、残茎不超过1cm，无须毛、无杂质、无虫蛀和霉变。

曾珍等研究了不同干燥和炮制方法对柴胡有效成分的影响，发现100℃烘干、微波、红外等干燥方法均能显著提高皂苷a, d的含量，但对总皂苷的含量影响不大。[25]

第4章

柴胡特色
适宜技术

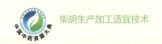

第一节　北方旱地柴胡种植技术

一、调节播种期

由于柴胡种子小，覆土浅，含油量高，出苗一般需要15～20天，加之这几年北方严重干旱，使得春播后不能出苗，即使出苗也难以保证全苗而北方降雨多集中在夏、秋季，将播期安排在夏、秋降雨季节播种，此时温度较高，土壤墒情好，播后可保证全苗。

二、改变播种方法

柴胡种子小，顶土力弱，采用常规播种出苗困难，改用以下方法播种，可提高出苗率。

1. 套种

柴胡与玉米、黄豆、芝麻等作物套种。

（1）当玉米等高约10cm时，锄草松土后，耙平玉米等行间土壤，若玉米黄豆等行距为45cm时，每两行作物间种两行柴胡。若黄豆等行距为30cm时，在作物两旁各种一行柴胡，种完柴胡即使有杂草，在不影响玉米等作物生长的情况下不用除草，当影响作物生长时，用镰刀割去杂草。

（2）当玉米黄豆等作物30cm左右高时，锄完最后一遍草，播种柴胡（方法同前）。

以上两种方法播种后，由于玉米等作物及杂草的存在，不仅减少水分蒸发，且为柴胡起到遮阴作用，当年可收获玉米等农作物，秋季割去农作物地上部分，第二年柴胡单独生长，亩产干货：根80～100kg，茎秆300～400kg，高者可达500kg。

2. 单作

秋季雨季来临前，深翻25～30cm，用耙或耱整平土壤，采用以下方法播种。

（1）撒播　整地后作1.2～1.3m宽的畦，常依地形而定，将种子拌土后，按每亩2.5～3kg的种子量均匀撒播，再进行耙耱压实。

（2）条播　调节播种机的离合器后进行播种，使覆土深度0.5cm左右，每亩用种量2～2.5kg。

三、施肥

北方大部分旱地土壤矿物质含量高，有机质含量低，蓄水保肥力差，更为旱地柴胡种植带来不利条件，播前多施腐熟的有机肥，促进土壤形成团粒结构，改善土壤肥力状况，提高土壤保水力，可以减轻旱情。

四、秸秆覆盖

旱地水分蒸发量大，秸秆覆盖栽培柴胡，为柴胡营造了一个遮阴、保湿、保温的环境，能使柴胡在旱季正常生长尤其在生长期短、气候冷凉的地区不仅能减少水分蒸发，还可提高地温，延长生长期。具体方法是：在土壤结冻前或在早春顶凌耙

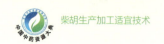

种，将秸秆铡成小段，覆盖于垄沟内，出苗后轻轻耙松，当苗高3～4cm时，逐步揭去秸秆。[29]

第二节　万荣县西村乡旱地柴胡栽培技术

万荣县西村乡坐落在翟王山半腰，海拔700～800m，地形落差160m左右。年均气温9～10℃，年平均降雨量500～600mm，年日照时数2300小时，无霜期180天左右。冬春寒冷干旱、夏秋高温多雨，光照时间长、昼夜温差大。一年四季分明，土壤耕作层深厚，没有厂矿污染，是一个得天独厚的绿色中药材生产最佳生态区，野生柴胡在山凹、沟坡、堰头随处可见。改革开放30年来，在农村产业结构不断调整中，西村乡不仅柴胡生产由野生变家种，而且发展到规模化种植和标准化生产。另外，为了使时间差、温度差、地力差、水分差及空间差得到协调互补，大大提高有限土地的利用率和产值效益，广大药农在乡政府和涉农部门的技术指导下，摸索出了各种粮油作物和药材的套种技术，真正实现了药材优质、粮油增产及农民增收的目的。西村乡现有耕地面积3100hm^2，柴胡种植面积达1333hm^2，辐射带动周边乡镇，荣膺"华夏柴胡第一乡"的美称。[30]

一、柴胡生理形态特性

柴胡为伞形科，属多年生植物。以根供药，具有解表和里、退热开阳、疏肝解郁之功效。柴胡株高一般为60～90cm，单叶互生，叶披针形；花黄色，生于茎枝顶端，呈复伞形花序；根圆锥形，外皮黄褐色。柴胡对土壤、气候要求不高，喜温暖、湿润、冷凉气候，抗严寒，耐干旱，忌高温多雨，怕低洼积水。适宜在中性或偏酸性的壤土或砂壤土中生长。柴胡主要的品质特征为主根粗壮、侧根少，色黄棕，气香味浓。挥发油大于等于1.20%，柴胡皂苷大于等于1.0%。

二、高产栽培技术

1. 选地

虽然柴胡适应性广，对土壤要求不严，但在种植地的选择上，仍以土层深厚、有机质丰富、排灌方便的地块为宜，尽量避免重茬连作。对新修地，更要注意土壤培肥，打破不良夹层，增施腐殖酸类有机肥，为柴胡健康生长创造适宜的环境条件。

2. 选种

以本地的北柴胡为主，其适应性广、生长势强、根茎分叉少、药用品质好。柴胡种子寿命短，当年种子发芽力强，播种第二年的陈籽出苗率会下降30%～40%。因此，应尽量引购当年收获的籽播种，出苗率才有保证。

3. 播期

柴胡种子小、发芽慢，几乎不覆土，在温度为18～25℃时，需要20～25天才能出苗，而且需要适宜的湿度。在十年九旱的西村乡春季干旱严重，出苗很困难，因此以夏播为主。也就是在七八月播种，容易抓全苗。

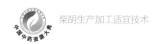
4. 种植方式

种植采取玉米或芝麻与柴胡套种的方式。5月常规播种玉米或芝麻，等玉米或芝麻长到50cm左右时，直接把柴胡套种条播在玉米或芝麻地里。2000年前后，播种采用"锄开沟、手溜籽（或滚筒撒籽）、用脚连踩带趟"的老办法，近年来已发展为用柴胡楼播种，简单方便。柴胡播后可以利用玉米或芝麻遮阴，水分蒸发少、湿度大、温度高等自然条件，提高发芽率，确保苗齐、苗全、苗壮。

5. 田间管理

（1）科学追肥　一般以春季追肥为主，秋季可以补追一次。春季以氮肥为主，可追尿素30～40千克/亩；秋季以追磷钾复合肥为主，追肥30千克/亩左右。

（2）割除茎秆　柴胡地上部分生长旺盛，一年生植株有半数的能抽薹开花，二年生的全部能抽薹开花。一般一年生的不留种子，应在6月底和10月份2次及时割除新长出的花薹蕾，或者进行秸秆还田，地上部分留3～5cm的茎茬，促进植株根部营养的积累膨大。注意割除或秸秆还田时，一定要选择晴好天气进行，有利于茬口愈合，恢复生长。二年生的可收籽，籽粒饱满、产量高。

（3）及时排水　柴胡喜欢在湿润的环境中生长，但最怕地内积水浸渍。在雨季来临前，要及时清理畦沟，保证畦沟排水畅通，减少田间病害发生。

6. 草害的防治

（1）柴胡幼苗细弱，最怕草欺。此时各类杂草生长较快，应勤锄草，以免杂草掩盖柴胡，和柴胡争夺水分和养分。等苗长到5～7cm时，结合除草适当间苗，株距一般7～10cm。每次雨后都要及时人工除草，特别要求的是用小镰刀，防止误伤柴胡，造成缺苗断垄。一年人工除草2～3次。

（2）第二年早春柴胡还未返青时，茵陈（又叫面面蒿）、地菜已经长出，此时用克无踪（百草枯）均可防除。

（3）幼苗直至封垄之前，对单子叶杂草，均可用精喹禾灵（又叫阔锄、闲锄、休锄等）喷雾防治；对双子叶杂草，现阶段只能采取人工拔除的方法，勤检查、随时拔除。

7. 病虫害防治

在柴胡病虫害防治上，要遵循不施用高毒高残留的农药，坚持以农业措施预防为主，采用生物制剂农药或高效低毒农药进行防治。到目前为止，发现柴胡上的害虫主要有螟蛾、地老虎和蚜虫等。

（1）螟蛾　是近年来柴胡的主要虫害，以幼虫为害叶片、嫩尖及分枝。化学防治主要可用25%的灭幼脉3号或苦参碱等喷雾防治。

（2）地老虎　地老虎又称土蚕，常将柴胡幼苗咬得缺苗断垄，对其防治时，一是糖醋液拌毒饵诱杀，即用0.5kg糖、1kg醋、0.05kg酒、0.1kg敌百虫、2.5～3.5kg水，混合好后拌麦麸10～15kg，呈"手捏成团、触之即散"状，于傍晚按5m×5m的布局，每处一撮置于田间。地老虎闻到糖醋酒的味道，便会取食毒饵而死；二是傍晚取桐树叶按5m×5m布局放置田间，第二天清晨逐片检查，抓获诱到的地老虎活虫，带回喂鸡或销毁，化害为利。

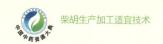

（3）蚜虫 蚜虫又叫腻虫、旱虫，多为害嫩叶。可在有翅蚜迁飞期，在田边多插黄板（40cm×60cm的硬纸板也可），涂上黄油与机油，利用蚜虫趋黄性诱杀有翅成蚜。对于已迁居到柴胡枝叶上和繁殖的成蚜、若蚜，也可用吡虫啉类生物农药防除（整个柴胡生长期喷药不要超过3次）。

三、采收与加工

柴胡播后2～3年（通常是2年半），采用机械化翻根、人工捡拾方式收获。收回的柴胡根按根茎粗细、大小分级，剪去芦头和分叉、毛刺，然后切断晾晒、贮存、销售。

第三节 林下柴胡规范化栽培技术（山西）

山西省阳泉市地处太行山区，野生森林资源丰富，近年来人工造林和经济林果面积逐年扩大，特别是作为本市三大优势产业之一的核桃发展迅猛，为林下经济发展提供了有利条件。阳泉市野生中药材种类繁多，药效成分含量高，是多种中药材生长适宜区。经过几年的试验示范，林下间作柴胡种植模式获得成功，不仅提高了土地使用率和土地生产效益，而且促进了管林、护林，保证了林木健康成长，达到了生态保护和农民经济效益双赢的目的。现将林下柴胡规范化栽培技术介绍如下。[31]

一、林地与土壤选择

1. 林地选择

林地分为有林耕地和荒山荒坡林地。有林耕地是指人工栽植水果、林木的耕地，主要选择1～3年幼林期果树林地。荒山荒坡林地一般不受树种、树龄限制，可根据树间空闲地实际情况种植。

2. 土壤选择

比较疏松肥沃、排水良好的夹砂地或砂壤土为宜；忌盐碱地、易涝地段和薄重土壤。

二、整地施基肥

对准备种植柴胡的林地，在树行间深翻土壤达30cm以上，并碎土、耙糖、镇压，达到地平、土细碎、土壤墒情好；同时施足基肥，一般亩施腐熟农肥1500kg以上。

三、种子处理

柴胡种子寿命很短，当年新产种子的发芽率仅为50%～60%，常温下储藏种子寿命不超过一年，所以播种时一定要选择新种子。为提高种子出苗率，播前先用40～50℃的温水浸种8～12小时，做到边搅拌、边撒子，然后捞去浮在水面上的瘪籽，将沉底的饱满种子取出，稍晾干后备用。也可用药剂处理种子，如用浓度为0.8%～1.0%的高锰酸钾水溶液浸泡种子10分钟，可提高出苗率15%左右。

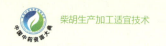

四、播种

1. 直播

机械或人工开沟，行距20～25cm，沟深3～5cm，将种子均匀地撒播在沟内，亩用种量1.5～2.0kg。播后覆盖厚2cm左右的细土，然后踩实或镇压保墒。直播一般在6～7月份雨季进行。

2. 育苗移栽

5月上旬选向阳的地块作苗床，先浇水待水渗下后，将种子均匀地撒在地面上，然后用筛子筛上一层细土，再覆盖草帘，以利遮阴保温保湿。苗期要不定期进行浇水，及时拔除杂草，保持苗床湿润、无杂草，同时注意破除土壤板结和幼苗遮阴。此法省种、产量高，但费工。

五、定植

采用育苗移栽方式进行播种的，待6月份苗高6～8cm时移栽定植到林下。移栽前3～4天对苗床浇水，一定要浇透。一般选择在阴天或晴天的傍晚进行移栽。移栽时，挖深10cm左右的小坑，然后灌水，将带土幼苗放入、填土。有条件的尽可能对其进行遮阴，以提高成活率。

六、田间管理

1. 间苗、定苗

直播的要进行间苗、定苗。间苗、定苗可结合中耕除草同时进行，去弱留强，每隔5～7cm留壮苗一株。如发现缺株应及时带土补苗。

2. 中耕除草

出苗后，当苗高约10cm时开始中耕除草，注意中耕要浅，不要撞伤或压住幼苗。特别是第1年由于苗小，杂草危害大，要做到有草必除，严防草荒。

3. 追肥

一般在第1年除草、间苗后，追施较浓的人畜粪一次。第2年在植株生长最旺盛期（6～7月），适当追施磷肥。

4. 排水

柴胡怕水涝，在夏季多雨季节，要注意挖沟排水以防烂根。

5. 摘蕾

对非留种田，第1年植株生长到7～8月，发现抽薹现蕾时，要及时摘除花蕾，以减少不必要的营养消耗。

6. 留种田管理

如果要留种，应选择植株生长整齐一致、健壮的田块，不摘除花蕾，并保花增粒，有条件的可进行人工授粉或蜜蜂辅助授粉，以提高种子质量和产量。通常种子

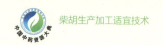

在9~10月成熟，由于抽薹开花不一致、种子成熟时间不同，故要注意观察，在种子表皮变褐、籽实变硬时要及时收获种子。成熟一穗收一穗，成熟一株收一株。

七、病虫害防治

1. 病害防治

（1）锈病　危害茎叶。

防治方法：清洁田园，处理病株；发病初期可用25%三唑酮可湿性粉剂1000倍液或70%代森锰锌可湿性粉剂500倍液喷雾防治。

（2）斑枯病　危害叶片。

防治方法：清洁田园；轮作；发病初期可用70%代森锰锌可湿性粉剂400倍液或50%退菌特可湿性粉剂1000倍液喷施防治。

（3）根腐病　危害根部。

防治方法：严格剔除病株弱株，保留壮苗；移栽时，可用70%甲基硫菌灵可湿性粉剂1000倍液浸根5分钟，取出晾去水分后栽种；收获前增施磷钾肥，提高植株抗病力；积极防治地下害虫；注意排水。

2. 虫害防治

（1）蚜虫　危害叶片。可用10%吡虫啉可湿性粉剂4000~6000倍液或25%抗蚜威水分散粒剂1000倍液喷雾防治。

（2）黄凤蝶　危害叶片。可用90%敌百虫原药1000倍液或2.5%溴氰菊酯乳油2500

倍液喷施防治，必要时人工捕杀幼虫。

注意采收前一个月禁止使用任何农药，整个生长季节严禁使用高毒农药。

八、采收与加工

本市林下柴胡一般在种植后2～3年采收，采收在春秋两季均可进行，但以秋季采挖为主。种植第2年10月份以后，当植株开始枯萎时进行采挖。采挖时可根据地块情况，采用机械、牲口拖犁耕、人工刨等方法。将根挖出后，除去茎叶，抖去泥土，晒干即可，产品以粗壮、整齐、质坚硬、不易折断、无残茎和须根为佳。

第四节　冀北山地玉米套种柴胡技术要点（河北）

一、地块选择

最好选择土质肥沃疏松、排水透气良好、有灌溉条件的腐殖土、黑砂壤土或黄壤土的耕地、坡耕地，低洼积水地块不宜种植。

二、品种选择

玉米品种可选择常用品种，最好选择株型紧凑的杂交玉米，既能保证玉米当年产量，又便于柴胡苗期适量透光。柴胡品种最好选择当地（承德、张家口、内蒙古

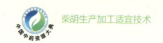

一带的）北方黑柴胡品种，这种柴胡属于本地野生道地药材品种，适应性强，产量高而稳定，市场价格高。

三、整地施肥和玉米播种

播种前精细整地，清除地表杂物，深耕20～25cm，耙平，地面达到"深、平、细、净"的要求。玉米每亩控制在3000～3500株。施肥时亩施优质农家肥2000～3000kg，磷肥50kg，普通化肥、复混肥、玉米专用肥等均不影响柴胡的发芽生长，但应适当控制化肥用量。玉米按照常规方法播种，行距不能小于45cm，可使用常规除草剂，但为了保证柴胡出苗率，最好使用短效封杀性除草剂。

四、柴胡播种

柴胡播种一般选择在6月下旬或7月上旬雨季到来之前，可结合玉米田最后一遍中耕除草进行，借助玉米田中耕除草之后土壤疏松，用简单播种工具将柴胡种子均匀撒播在玉米行间，同时用脚轻轻覆土，柴胡播种量为每亩2.5～3.0kg，使用简单播种工具，每人每天可播种4～6亩。

五、田间管理

1. 第1年

从柴胡播种到出苗约需要30天，玉米田正常管理，如遇特干旱，可适当浇水，浇水以喷灌、微喷或滴灌为宜，大水漫灌时要注意控制水流量，不宜大水急灌，防止伤害柴胡幼苗。如玉米地后期杂草较多，可用柴胡专用除草剂喷洒清除或手工拔除。收获玉米时尽量不要用重车碾压，防止伤害柴胡幼苗。玉米收获后，秸秆杂物人工移出田外，保持地面干净，不要翻地，不要任何覆盖。柴胡地严禁放牧牲畜，确保来年出苗率。

2. 第2年

不再种植玉米，早春清理地表杂物，保留玉米茬子，春季柴胡苗返青后浅中耕1次，结合中耕进行疏苗定苗，按照10cm株距去小留大、去弱留壮的原则定苗。定苗后每亩追施磷酸二铵30kg，喷施柴胡专用除草剂1次。当柴胡苗现蕾时再追肥1次，亩施过磷酸钙15～20kg、尿素5～10kg或碳铵20～25kg。返青后，结合施肥，视土壤墒情灌溉2～4次。

3. 打顶控茎

柴胡株高40cm时须打顶，防徒长；同时还要不断除去多余的丛生茎芽，促使根部迅速生长，提高产量与质量。在打顶后要及时追肥浇水，追肥以尿素为主，每亩用量10kg，结合浇水施入。

4. 病虫害防治

柴胡病害主要是锈病和斑枯病，分别用25%粉锈宁粉剂和50%退菌特1000倍液喷雾防治。虫害主要是蚜虫，可用苦参碱等生物农药或菊酯类低毒农药防治，严禁使用有机磷类等高毒农药。

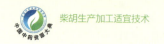

六、采收与加工

适时采收。柴胡最佳采收期为秋季植株下部叶片开始枯萎时，时间为10月上旬至中旬。采挖时应注意勿伤其根部和折断主根，抖去泥土，把残茎除净以备加工。随收获随加工，堆积时间不要过长，以防霉烂。把采挖的根用水冲洗干净晒干即可。当晒到7～8成干时，把须根去净，根条顺直，捆成小把继续晒干为止。将晒好的柴胡按收购要求装箱出售。[32]

第五节　玉米-柴胡间作套种高产栽培技术（甘肃）

玉米是一种农作物产品，人们对玉米的需求量也比较高，提高玉米的产量能够带来一定的经济利益。基于此，正宁县药农在长期生产实践中探索出玉米-柴胡间作套种技术，该技术充分利用光能和生长季节，利用玉米遮阴田间小气候环境，使玉米、柴胡两收达到增产增收效果。因此大力发展玉米-柴胡间作套种种植技术，是农民创收致富的重要途径。杜岁虎等[33]将玉米-柴胡间作套种高产栽培技术要点作以总结，供广大药农参考。

正宁县位于甘肃省庆阳市东南部，东西长63.5km，南北宽40.2km，总面积1319.5km²。正宁县属黄土高原沟壑区，地势自东北向西南倾斜，年平均降雨量600mm左右，无霜期173天左右，日照时数2136小时。全县山、川、源俱有，土壤以黑坊土为主，玉米常年播种面积在10万亩左右，中药材常年播种面积在5万亩左右，近年来柴胡播种面积逐年增大，2016年达到了0.65万亩。

一、选地施肥

选择地势平坦、土层深厚、土质疏松、肥力均等、光照充足、土壤理化性状良好、保水保肥能力强的源地为宜。一般亩施优质腐熟农家肥3000～5000kg，复合肥50kg，均匀撒在地表后立即机械深耕或旋耕，耕深达到25～30cm，耕后及时耙耱整平。

二、栽培技术

1. 品种选择

玉米应选择高产丰产、抗性好、株型协调、籽粒大而长、成熟后站立性好的品种，如先玉335、金凯8号、登海605、潞玉36、先锋32等；柴胡应选择籽粒饱满、无明显病虫害、纯度高的种子。

2. 播种

（1）适期播种　玉米一般在4月中下旬，当地表温度达到10℃时用玉米点播器点播；因为柴胡喜阴，在遮光条件下出苗率高，柴胡于五月中下旬当玉米长到70cm时进行人工撒播。

（2）合理密植　按照土壤肥力状况、降雨条件和品种特性确定种植密度。为给柴胡第一年出苗、生长留有一定面积和空间，玉米密度应低于大田5000株的正常密

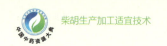

度，一般按30cm×55cm的株距行距播种，露地直播，亩保有效苗4000株；柴胡播量为每亩2.5～3kg，出苗后按6cm×18cm株行距间苗、定苗，亩有效苗数61 500株。

3. 玉米大田管理

（1）玉米苗期管理　一是播后如遇降雨，出苗时要破土引苗。二是定苗。幼苗达到4～5片叶时即可定苗，每穴留苗1株，除去病、弱、杂苗，保留生长整齐一致的壮苗。三是打杈。玉米生长旺盛，常常产生大量分蘖（杈），消耗养分，定苗后至拔节期间，要勤查勤看，及时将分蘖彻底从基部删掉。

（2）追肥　当玉米进入拔节-大喇叭口期，追施壮秆攻穗肥。一般每亩追施尿素30～40kg。

4. 柴胡大田管理

柴胡于5月中下旬当玉米长到70cm左右时按行距18cm进行人工播种。因遮阴良好，遇5～10mm的有效降雨即可出苗。出苗后在苗高3cm左右时去除过密的苗，苗高7cm时结合除草松土，按10cm×18cm株距行距定苗。苗长到17cm高时，每亩追施复合肥25～30kg。在松土除草或追肥时，注意勿碰伤茎秆，以免影响产量。

柴胡第一年茎秆比较细弱，只生长基生叶，很少抽薹开花。10月上旬玉米成熟时及时人工低茬收割，运出茎秆，以便柴胡利用秋末冬初的光热资源，充分生长。

第二年早春及时除草灭茬，松土除草3～4次。结合中耕除草，分别于早春和初夏进行两次追肥，亩追施复合肥40～50kg，7～9月花期除留种外，植株及时除花打蕾。

三、病虫害防治

1. 玉米主要害虫

玉米主要害虫有玉米螟和蚜虫。玉米螟的防治应掌握在心叶末期，采用"三指一撮"法，防治效果明显；也可用40%乐果乳油或10%吡虫啉1000倍液喷雾防治。玉米蚜虫防治应用40%氧化乐果1500倍液、50%敌敌畏1000倍液，均匀喷雾。

2. 玉米主要病害

玉米主要病害有大斑病、小斑病、黑粉病。在叶斑病发病初期，及时摘除下部2～3片病叶；可用70%代森锰锌可湿性粉剂600～800倍液、70%甲基托布津或50%多菌灵可湿性粉剂500～800倍液喷雾防治大、小斑病。黑粉病的防治，可采用25%粉锈宁可湿性粉剂150g，加50kg种子拌种预防。

3. 柴胡主要病虫害

柴胡病虫害主要有根腐病和赤条棒蟓。

（1）根腐病　主要危害柴胡的根部，病害发生导致根腐烂枯萎死亡。

防治方法：清除病株残体，燃烧病株，高畦种植，注意排水。土壤消毒，拔除病株，用石灰穴位消毒。

（2）赤条棒蟓　属半翅目刺肩椿科，6～8月发生危害。

防治方法：人工捕杀或用90%敌百虫800倍液喷杀。

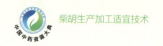
四、适时收获

玉米以玉米籽粒乳线消失为收获标志，此时，果穗苞叶变干、蓬松，呈白色，一般于当年10月上旬收获。柴胡第二年秋末冬初植株开始枯萎时即可采挖，或于第三年春季新梢未长出前采收。采挖后除去残茎，抖去泥土，晒干收藏。

第六节　临洮县冬小麦套种柴胡栽培技术（甘肃）

柴胡为伞形科植物，以根入药，苦辛微寒，具有透表泄热、疏肝解郁等之功，《本草纲目》称其有治阳热下陷、平肝胆三焦包络相火及头痛、眩晕等症。柴胡喜冷凉而湿润的气候，较耐寒耐旱，忌高湿和涝洼积水。近年来，柴胡内销和出口的需求量极大，优质柴胡供不应求。但由于柴胡种子休眠期长、发芽率低，难以大面积人工栽培。任菊芳[34]通过数年实践，总结出冬小麦套种柴胡的栽培技术，克服了柴胡种子休眠期长、难以直播等不利因素，冬小麦产量达6750kg/hm²，柴胡根产量达4125kg/hm²、籽产量达3000kg/hm²，经济效益显著。现将种植技术总结如下。

一、品种选择

1. 冬小麦

选用高产优质品系475，92 362，283，7742等，种子要求千粒重≥44g，纯度

≥98%，发芽率≥85%。

2. 柴胡品种

选择当地主栽品种藏柴胡。要求籽粒饱满无杂质、无秕粒、无霉变的当年新种。

二、种子处理

1. 温水浸种

将种子置于40～50℃的温水中，边放入种子边搅拌，浸泡4～6小时后捞去上浮瘪籽，取出沉入底部的饱满种子，晾干后播种。

2. 砂藏处理

将种子浸1天后，与湿砂按1∶3的比例混匀，置于20～25℃的温度下催芽，当30%以上的种子发芽后即可播种。

三、整地施肥

选择地势平坦、土层深厚、土壤肥沃、不积水的大田或缓坡地，前茬以马铃薯、蚕豆、玉米为宜。前茬作物收获后及时深耕耙糖，平整地面。低洼易涝地周围开排水沟。结合冬小麦播种机施腐熟农家肥45 000kg/hm^2、尿素150kg/hm^{2}磷酸二氢钾300kg/hm^2，同时用50%辛硫磷乳油3.75kg/hm^2，拌油渣300kg/hm^{2}撒入大田进行土壤处理，再深耕20～30cm，耕后耙平整细，做到地绵墒足。

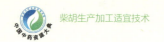

四、适时播种

冬小麦套种柴胡适合临洮南部有灌溉条件的河谷川地、坪区及二阴地区。两种作物既可同期播种，也可错期播种。同期播种于10月1日进行，先播冬小麦，再将柴胡种子拌土后均匀撒于地表，轻耙2~3次，然后覆土1.5~2.0cm；错期播种时冬小麦于10月初播种，柴胡于翌年3月冬小麦返青后，结合第1次锄草撒播。用种量冬小麦300kg/hm²，柴胡30~45kg/hm²。

五、田间管理

冬小麦收获前以冬小麦田间管理为主，冬小麦收割时根茬应留长一些，以免损伤柴胡茎叶。柴胡苗高3~6cm时间苗，发现缺苗时应及时补苗；苗高8cm时按行距15~20cm、株距10~15cm定苗。结合定苗第1次中耕除草，苗高10cm时第2次中耕除草，以后视田间杂草生长情况及时拔除。冬小麦收获后结合中耕除草、灌水（旱地结合降水）追施尿素150kg/hm²，雨季应做好排水工作，防止积水烂根。同时可叶面喷施2~3g/kg磷酸二氢钾溶液2~3次。

六、病虫害防治

冬小麦病害防治按常规方法进行。柴胡主要病害有根腐病，虫害有蚜虫、蛴螬等。采用增施磷肥，培育壮苗，及时排除田间积水，防止烂根等农业措施防治。根腐病可在定植前用50%硫黄悬浮剂加50%辛硫磷乳油500倍液混合浸苗防治。蚜虫用20%杀灭菊酯乳油1000倍液喷雾防治，蛴螬、蝼蛄用50%辛硫磷乳油7.5L/hm²稀释后拌细土450kg制成毒土撒入田间防治。

七、采收与加工

柴胡在套种后的第2年或第3年采收，以秋季为最佳采收期，一般于9月下旬或10月下旬进行。柴胡根挖出后去净残留的茎叶和泥土，晒至7～8成干后，去净须根、顺直根条，按粗细、长短分级，然后扎成小把，晒干或烘干即可。一般用麻袋储藏，保存于30℃以下，相对湿度为70%～75%的通风干燥处。储藏期间应定期检查，注意防潮。

第七节　玉米–柴胡一膜两用栽培技术（甘肃）

玉米–柴胡一膜两用栽培技术，是在大小垄相间的垄沟内种植玉米，玉米出苗后，在大垄垄面按照一定株行距进行柴胡种植的一项栽培技术。是对全膜双垄沟播技术在玉米种植上的拓展和延伸，高低交错的立体种植栽培模式，不仅避开了当地因干旱少雨所造成的不利因素影响，而且充分利用了土、肥、水、光、热等资源，提高了玉米产量和柴胡种植效益，达到一膜多用，省工、省时、节成本增效的目的。

2011—2014年临洮县峡口镇农业技术推广站在当地海拔1989～2300m，年平均

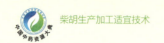

气温5~5.7℃，无霜期113~145天，年降雨量350~468mm的区域范围内，进行了玉米–柴胡一膜两用栽培技术试种，玉米产量达11 250kg/hm²，柴胡出苗率较露地提高30.5%，根条平均产量2625kg/hm²，增产38.5%，连续2年产值累计85 500元/公顷，较露地单作柴胡增收34 500元/公顷，一次覆膜连续使用2年，省工省时，同时节约生产成本1500元/公顷，经济效益显著，具有一定的推广价值。[35]

一、玉米栽培技术

1. 整地施肥

选择地势平坦、土层深厚、土质疏松、肥力中上、土壤理化性状良好、保水保肥力强、坡度在15°以上的地块，忌陡坡地、砂土地、盐碱地等瘠薄地。前茬以小麦、马铃薯、豆类作物为宜。前茬作物收获后及时深耕灭茬，耕深25~30cm，秋末耙耱整地，拣出地内砖块、石砾等杂物。覆膜前浅耕平整地表，结合整地重施优质腐熟农家肥50 000~75 000kg/hm²，尿素375~450kg/hm²，普通过磷酸钙750~1050kg/hm²，硫酸钾225~300kg/hm²，硫酸锌30~45kg/hm²或玉米专用肥800kg/hm²。

2. 起垄覆膜

按作物种植走向划带幅110cm（大行宽70cm，小行宽40cm）的起垄线，大行在外，小行在内，按顺序划完全田后，用步犁或起垄机开沟起垄，大垄高15cm，小垄高10cm。选用幅宽120cm，厚度为（0.008~0.010mm的地膜全地面覆盖，膜间不留空隙，相接处在小垄垄面，用细湿土压严地膜接茬，间隔2~3m压一土腰带，以防大风揭膜，7天左右地膜紧贴地表时，垄沟内每隔0.5m打一直径3mm的渗水孔，以便雨水渗入，蓄水保墒。用膜量900kg/hm²。

3. 品种选择

结合当地自然条件（降水量、积温）和气候特征（晚霜时间、当地小气候特点等），选择株型紧凑、抗逆性强、适应性广、优质丰产的玉米杂交品种，如豫玉22号、沈单16号、酒单3号、酒单4号、酒试20、富农1号、金穗系列、金源系列等。尽量使用包衣种子，非包衣种子播前进行药剂拌种。

4. 适时播种

临洮一般在"清明"前后，地温稳定且≥10℃时用点播器打孔点播，2～3粒/穴，穴深3～5cm，点播后随即踩压播种孔，使种子与土壤充分接触，或用细湿砂土、腐熟牲畜圈粪等疏松物封严播种孔，防止播种孔散墒和遇雨板结影响出苗。根据土壤肥力、品种特性、降雨条件合理密植，一般年降雨量300～350mm的区域内，株距35～40cm，保苗45 000～52 500株/公顷；年降雨量350～450mm的区域内，株距30～35cm，保苗52 500～60 000株/公顷；年降雨量450mm以上区域，株距27～30cm，保苗60 000～67 500株/公顷。肥力较高，墒情较好的地块，可适当增加密度。

5. 田间管理

（1）间苗、定苗　玉米播种10～15天出苗，勤查勤看，晴天早晨或下午破土引苗，锻炼幼苗，培育壮苗；3～4叶期间苗，4～5叶期定苗，每穴留1株，除病、小、弱苗，留壮苗，缺苗断垄带水移栽，使植株生长整齐一致。苗期割掉茎基部分蘖，

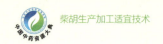

避免消耗养分。

（2）合理追肥　玉米进入喇叭口期，结合当地降雨或灌水追施尿素450kg/hm²，用细土封住追肥口，提高肥料利用率。后期植株表现弱黄，追施尿素225kg/hm²+普通过磷酸钙450kg/hm²，保护叶片，延长光合时间，提高光和强度，促进粒多粒重。

6. 病虫害防治

玉米黏虫发生时，用25%杀灭菊酯乳油1000～1500倍液或10%的大功臣可湿性粉剂2000～2500倍液喷雾防治；红蜘蛛在抽穗期用40%乐果乳油1000倍液或73%克螨特乳油1000倍液喷雾防治；黑粉病用25%的粉锈宁可湿性粉剂或40%的多菌灵可湿性粉剂按种子量的0.3%拌种防治。

7. 适时收获

玉米植株茎秆呈青绿色，中、下部叶片变黄，苞叶黄白松散，籽粒乳线消失，籽粒变硬、有光泽时即可收获。玉米收获后清除植株茎秆、落叶等杂物，修复破膜，冬季严防人畜践踏，以利翌年柴胡正常的生长发育需求。

二、柴胡栽培技术

1. 选种及种子处理

选用药用价值高，适应性强，市场青睐的北柴胡等2年生种子作种，忌用隔年种子作种。播前25天左右将种子放入30～40℃的温水中浸种，捞出水面漂浮瘪粒，按5g/kg的比例加入洗衣粉，轻轻搓洗，促进种子角质层退化，然后用清水冲净洗衣粉，拌入3倍种子量的湿砂，在15～20℃的环境条件下催芽，待50%～60%的种子裂口露白，筛去砂土即可播种。播种量30～37.5kg/hm²。

2. 适时播种

玉米出苗后，在大垄垄面按穴距6cm，行距25cm左右的规格播种柴胡。播种后用细湿砂土或腐熟的牲畜圈粪等疏松物封严播种孔，以防播种孔散墒和遇雨板结影响出苗。

3. 田间管理

经过处理的柴胡种子覆膜播种后25天左右出苗，由于其幼苗顶土能力较弱，应选择阴天或早晚查苗、放苗。苗高3～5cm时间苗、定苗，每穴留2～3株，除去病、小、弱苗，留壮苗，缺苗穴选择健壮植株阴天或早晚带水移栽，以利成活。柴胡植株较为矮小，出苗后的整个生育期内随时除草，减免杂草危害。根据植株长势，结合灌水或自然降雨，苗期植株追施尿素225kg/hm²；现蕾开花期及以后追施尿素225kg/hm²+普通过磷酸钙375～450kg/hm²。以产根为目的的柴胡种植，现蕾开花期进行1～2次摘顶疏花，控上促下，促进根系生长，提高药根产量和品质。种子田开花后喷施2～3次磷酸二氢钾，保花壮籽，提高种子质量。阴雨过多时开沟排水降低田间湿度，防止烂根。

4. 病虫害防治

柴胡主要有根腐病，病害发生时用50%多菌灵可湿性粉剂1000倍液或70%甲基托布津可湿性粉剂1000倍液喷雾防治；柴胡容易遭地老虎、蛴螬、蝼蛄、金针虫等地

下害虫和蚜虫危害。地下害虫发生时，用50%辛硫磷乳油3.75kg/hm²兑水450kg浇根防治；蚜虫用10%的吡虫啉可湿性粉剂1000～1500倍液或50%抗蚜威可湿性粉剂800倍液喷雾防治，每隔7～10天喷1次，连喷2～3次。

5. 适时收获

地膜柴胡播种后一般在第2年9～10月份采收种子和药根。

种子在籽粒变硬，表皮变为浅褐色或褐色时即可收获，成熟一株，收获一株，防止籽粒脱落。植株晒干脱粒，剔净杂质，将种子装入布袋，置于阴凉干燥通风处，妥善保藏。

药根在柴胡茎叶枯黄时采挖，从垄面一侧用药叉全根挖出，杜绝拔根，防止断根影响产量和品质。挖出的药根剔净芦头和须根，大小分级晒揉，扎成0.25～0.5kg的小把，晾干捆紧，装入麻袋放在干燥阴凉通风处。收获后的地块，及时耕翻土壤，耙耱整地，捡净地内废旧地膜等杂物，为下茬作物种植创造良好的土壤环境。

第八节　柴胡–玉米间作套种高效种植技术

柴胡玉米间作套种的种植模式为：药粮间作，二年三收（或二收）。即：第一年玉米地套播柴胡，当年收获一季玉米；第二年管理柴胡，根据实际需要决定秋季是否收获柴胡种子；第二年秋后至第三年早春清明节前收获柴胡。[36]

一、玉米种植及管理

玉米春播或早夏播，可采取宽行密植的方式，使玉米的行间距增大至1.1m，穴间距30cm，每穴留苗2株，玉米留苗密度3500～4000株/亩，两行玉米间种植4行柴胡，柴胡行距25cm左右，便于除草与管理。玉米的田间管理按照正常管理进行，一般在小喇叭口期进行中耕除草，结合中耕每亩施入磷酸二铵30kg。

二、柴胡播种技术

1. 选地

选择已种植玉米的地块进行套种。利用玉米茂密枝叶形成天然的遮阳效果，为柴胡遮阴并创造稍阴凉而湿润的环境条件。

2. 播种时间

柴胡出苗时间长，雨季播种原则为：宜早不宜晚，宁可播种后等雨，不能等雨后播。最佳时间为6月下旬至7月下旬。

3. 播种方法

待玉米长到40～50cm时，先在田间顺行浅锄一遍，然后划1cm深的浅沟，将柴胡种子与炉灰拌匀，均匀地撒在沟内，镇压即可。也可采用耧种，但种植要浅，不能过深，用种量2.5～3.0千克/亩，一般20～25天出苗。

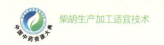

三、柴胡田间管理

1. 中耕除草

第1年玉米收获时，留茬10～20cm，注意拔除田间大型杂草。第2年春季至夏季浅锄1～2次。

2. 柴胡适时割蔓

对计划留种的柴胡，第2年不要割蔓，于9月上中旬，大部分种子成熟后，及时割除地上部分（留茬5cm左右）收获种子。对非留种地块在第2年6月下旬至7月上旬或柴胡株高40cm时及时割蔓，留茬5cm左右。二年生植株也可在7月中旬前割除地上茎叶，晾干后作柴胡全草出售。同时还可提高根的产量和质量。

3. 施肥

柴胡的施肥原则：以有机肥为主，化学肥料为辅。前茬作物播种前，施足有机肥，不仅提高土壤的养分，还能疏松土壤，促进柴胡根部下扎；柴胡播种前，结合前茬作物中耕，每亩施入磷酸二铵30kg；之后，每年春季随雨亩施氮肥20kg，花果期亩施磷钾肥20kg。

四、柴胡采收

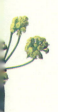

收获时，先割去地上部分，然后用犁沿地边一侧犁地，顺犁地方向将柴胡捡出，抖净泥土，消除毛须、侧根及残茎、芦头，留芦头1cm以内，趁湿理顺，按等级规格

捆把，晒干即成。

将柴胡产品按大小分级，一般粗细分大胡、中胡、小胡三等。

大胡：主干直径0.6～0.9cm，约360支/千克。

中胡：主干直径0.3～0.6cm，不分支数。

小胡：主干直径0.3cm以下。

五、效益分析

柴胡玉米间作套种模式，可实现粮药间作双丰收，当年可收获玉米550～650kg；如计划收获柴胡种子，一般亩产柴胡种子20～25kg；播种后第2年秋后11月至次年3月中下旬清明节前收获柴胡根部，一般每亩可收获45～55kg柴胡干品，按目前市场价格52～60元/千克，2年的亩效益可达4400～5400元。平均年亩效益2200～2700元。

第九节　辉县市柴胡优质高产栽培技术（河南）

辉县市位于河南省西北部，与山西省接壤，北依太行，南眺黄河，总面积约2007km²，东、西、北三面环山，中部岗陵起伏，南部平坦辽阔，最高海拔1795m，气候温和，四季分明，地形多样，独特的气候和土壤条件非常适宜中药材生长，素有"天然药库"之称。据调查，辉县有中药材品种1017种，其中柴胡、山楂、连翘、

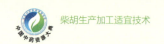

丹参、党参等被称为国内道地药材，年产量达万吨以上。位于辉县境内的中国百泉药交会为我国二大药市之一，有着悠久的历史。山区农民自古就有种植中药材的习惯，技术成熟，经验丰富，生产的辉县柴胡中药材干鲜品以药性好、品质高享誉海内外市场。为组织引导广大农民搞好药材种植，大力发展以柴胡为主的区域特色中药材，使山区农民掌握生产无公害、优质高产柴胡栽培技术，加快农村经济快速发展。现就柴胡种植技术总结如下，以供参考。[37]

一、选地整地

柴胡性喜温，耐寒性强，抗干旱，怕水浸，适宜在浅山区。选择灌排良好，远离主干公路和污染源，交通方便的砂壤土或腐殖质土的山坡田、林中空隙地及沟旁栽培，不宜选择在黏土和易积水的地段种植。

播种前应施足基肥，施充分腐熟的农家肥37 500kg/hm^2、过磷酸钙750kg/hm^2，撒匀深翻25～30cm，整平耙细，作畦待播。

二、品种选择及处理

挑选两年生的无病虫害、生长健壮、籽粒饱满的柴胡植株种子。秋播种子不用处理。春播种子，需将柴胡种子浸泡在0.8%～1.0%高锰酸钾溶液中10分钟，取出种子用水冲洗干净后晾干备播，可提高出苗率25%。

三、播种

一般在10月霜降后进行秋播，3月下旬至4月上旬进行春播。在整理好的大田内，按行距20cm开浅沟（沟深1.5～2.0cm），将种子均匀地撒在沟内。覆土0.5～1.0cm，稍加压实，用种量22.5～30.0kg/hm²。选用小麦秸秆、茅草等覆盖，覆盖至不露土为宜。播种后，每隔5～6天观察墒情，如遇干旱应在覆盖物上洒水。幼苗出土后，于阴天或傍晚逐渐多次揭去覆盖物。

四、田间管理

1. 苗期管理

（1）间苗、补苗、定苗　当苗高2～5cm时，间去过密苗及弱苗、病苗，如有缺穴断垄现象，间出壮苗于阴天或晴天傍晚及时进行补栽，栽后立即浇水，以利成活。苗长到8～10cm时定苗，每隔5～6cm定1株。

（2）中耕除草　柴胡的幼苗长势弱，容易发生草荒，应及时清除杂草，以利于透气增温，促进柴胡根苗生长。结合除草进行中耕，中耕宜浅，以免伤及根部，中耕可疏松土壤，促进根系发育生长，同时还可起到培土作用。

（3）浇水　出苗前应勤浇小水，宜保持地表湿润不板结，必要时用喷壶喷水保持湿润（如在覆盖物上喷水），不要漫灌，否则会将种子冲走。出苗后可浇大水。

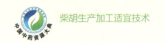

2. 生长期管理

柴胡幼苗植株细弱，生长缓慢，第1年一般叶茎丛生，不抽蔓开花，生长期应重点做好壮苗促根。

（1）中耕松土，除草　适时进行中耕松土，尤其是干旱和下雨后及时中耕更有效。这样有利于改善根系生长环境，促进根系深扎，增加根系粗度，减少根系分支。要及时拔除田间杂草。

（2）追肥　由于底肥充足，柴胡耐瘠薄，生长期无需施肥，底肥可基本满足养分需求。若第1年收割地上部分，需在收割后追肥，施尿素225kg/hm²左右。

（3）摘蕾　春播的柴胡生长到7、8月，田间部分植株会抽蔓现蕾，发现后应及时摘除，以减少不必要的营养消耗。

（4）浇水排水　生长期除遇干旱外，一般不用浇水。7～9月（雨季），应注意排水，以防田间积水，避免发生病害。

3. 越冬管理

9月下旬，柴胡的地上叶片逐渐枯黄，开始越冬休眠，越冬管理的好坏直接影响翌春返青。为保证来年春季返青时土壤墒情足，应于封冻前浇1次水。并施尿素225kg/hm²。

4. 两年生药田管理

两年生药田的管理与一年生药田相似，同样也要进行中耕除草、追肥、浇水、排水和摘蕾。

（1）中耕培土　返青后幼苗生长离开地面5～7cm时，进行中耕松土，打破土壤板结，促进生长。此后每隔8～9天进行1次，持续2～3次，以利于根系生长。

（2）除草防荒　与一年生药田一样，田间见草就立即除净，以严防草荒。

（3）追肥　分2次追肥，第1次在幼苗株高30cm时，追施尿素225kg/hm^2。第2次在开花前，主要追施过磷酸钙2250kg/hm^{2}左右。

（4）浇水、排水　返青期，若土壤墒情不好，土壤干旱，不利于柴胡幼苗返青，可浇1次返青水。以后要结合土壤墒情及追肥可适当浇水。若遇阴雨连绵天气，要及时排除田间积水，防止根部病害发生。

（5）摘心除蕾　对于非留种田的地块，摘除柴胡的初期花蕾，可减少营养消耗，促进根系发育，提高柴胡产量。

五、病虫害防治

坚持"预防为主，综合防治"的植保方针，综合采用农业防治，物理防治、生物防治，科学合理地使用化学防治。要安全使用农药，确保产品达到无公害标准。

1. 根腐病

（1）农业防治　①选择未被污染、土层深厚的砂壤土、地势略高、排水畅通的地块种植，防止积水；②实行合理轮作；③合理施肥，增施磷钾肥，提高植株抗病力；④及时拔除病株并烧毁。

（2）药剂防治　发病初期，用甲基硫菌灵700倍液淋穴或灌根。每隔6～7天灌1

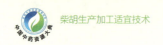

次，连灌2～3次。对发病率较高的地块，用甲基托布津1000倍液灌根，或5%石灰乳灌穴，并清除病株。拔除病株后用以上药剂灌病穴，以防止蔓延。

2. 斑枯病

（1）农业防治　①采收后清园并彻底清除田间病残体、地头杂草，并集中烧掉或深埋；②合理施肥与灌水，雨后及时排水，忌连作。

（2）药剂防治　发病前喷施1：1：120波尔多液防治；发病初期用70%甲基托布津可湿性粉剂800～1000倍液防治，视病情以后每10～15天喷药1次。

3. 蚜虫

蚜虫大多发生在6～8月，危害柴胡上部嫩梢，影响花期生长。

（1）物理防治　用黄板诱杀蚜虫，有翅蚜初发期可在市场上购买商品黄板；也可制作黄板，在60cm×40cm的长方形木板或纸板上涂1层黄油漆，再涂1层机油，挂田间株间，悬挂密度450～600块/公顷。

（2）生物防治　前期蚜量少时，可采用蚜虫的天敌如瓢虫进行生物防治。

（3）药剂防治　用3%啶虫脒乳油1500倍液，或10%蚍虫琳可湿性粉剂1000倍液，交替喷雾防治。

4. 小地老虎

（1）毒饵诱杀　用90%敌百虫晶体7.5kg/hm²加水120～150kg/hm²喷到炒过的棉仁饼或麦麸上（600kg/hm²）制成毒饵，于傍晚撒在秧苗周围，诱杀幼虫。

（2）药剂防治　用200g/L氯虫苯甲酸胺悬浮剂75～90g/hm²，在小地老虎1～2

龄期喷雾，具有较好的防治效果。

六、采收

种植满2年即可采收，在秋后（10～11月）地上部分茎叶开始枯萎时采挖。采挖前先将距地面3～5cm的茎秆割去，然后在畦旁挖沟，顺畦将根挖起，把泥土去净，剪去残茎和须根，于通风阴凉处晾干。

第十节　三岛柴胡的栽培技术

三岛柴胡 *Bupleurum falcatum* L.原产日本，日本自20世纪50年代开始人工栽培。我国20世纪80年代初开始引种，药材产出后主要销往日本。三岛柴胡在日本主要用于感冒与肝炎防治，需求量较大，我国种植面积逐年扩大。目前，尚未见到三岛柴胡栽培技术的报道，本文将其栽培技术介绍如下，以供生产中参考。[38]

一、生长习性

三岛柴胡喜温暖偏湿润的气候，也能耐寒耐旱，忌高温和涝洼积水。种子在15～25℃发芽最好。以土层深厚、疏松肥沃、排水良好的砂质壤土或腐殖土为佳，pH值要求5.5～6.5为好。忌连作，应间隔2～3年再种。

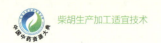

二、栽培技术

（一）选地整地

按生长习性选好地块，也可在荒山或缓坡地种植。每亩施腐熟农家肥3000～4000kg，有条件的地区还可混入腐熟饼肥50kg。深翻土壤25～30cm，耙细整平，做成宽1m的高畦备用。北方干旱缺水地区应在播种前浇足水。

（二）繁殖方法

用种子繁殖，分春播和秋播。

1. 留种及种子处理

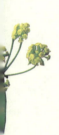

种子有日本来的原种，如自己留种，应选健壮、生长2～3年无病虫害的植株留种，9～10月种子稍带褐色时割回，晒干脱粒后备用。秋播种子可用不处理的干籽播种。因三岛柴胡种子成熟度不一致，春播的种子应进行处理，处理后的种子能提前出苗并提高出苗率。处理分砂藏或激素处理。

（1）砂藏处理　将种子用30～40℃温水浸种24小时，去除浮在水面的瘪粒后，将1份种子与3份湿砂混合，置20～25℃环境下催芽，约10～12天，当一部分种子裂口后去掉砂土播种。

（2）激素处理　用0.5～1.0mg/L的细胞分裂素（6-BA）浸种24小时，取出种子用水冲洗后播种。

2．播种

春播4月中下旬，秋播于寒露后。种子须用新籽，隔年种子发芽率极低。按行距25～30cm开0.5～1cm深的浅沟，将处理后的种子均匀撒入沟内，覆土0.5cm左右，稍加镇压，畦面盖草保湿，视墒情缓浇或喷水。春播半月左右出苗，1月左右出齐。秋播翌春出苗。未经处理的种子要60天才能出齐。亩用种量500～700g。

（三）田间管理

1．间苗补苗

苗出齐后，要将盖草趁阴天慢慢去掉。苗高6cm时间苗，按株距4～5cm定苗。缺苗断垄的地方应补苗，补苗一般在下午4时后进行，以利成活。

2．中耕除草、追肥

苗高10cm左右，结合中耕除草（中耕要浅），每亩施稀薄的人畜粪水1500kg，磷酸二铵7.5kg，硫酸钾5kg。7月份是当年生三岛柴胡生长最旺盛的时期，中耕除草后，每亩施浓的人畜粪水1000kg和过磷酸钙5～12kg，碳酸氢铵10kg。注意在中耕除草时，不要碰伤茎秆。追肥最好开沟施在植物根部，如施在表面，则侧根多，影响商品质量。

3．排灌水

三岛柴胡怕涝，雨季应注意排水，干旱季节和追肥后应适当浇水。

4．摘心打顶

1年生三岛柴胡有60%左右植株抽薹开花，2年生以上三岛柴胡几乎全部植株抽薹开花。除留种用外，应进行摘心除蕾打顶。打顶要在晴天的早晨或下午进行，7天内

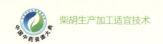

不要浇水，以免伤口感染。植株长到45～50cm，进行第1次打顶，保持株高40cm左右；20～25天后进行第2次打顶，保持株高50cm左右。如长势好，还可进行第3次打顶。若劳动力充足也应及时摘除侧生花蕾。摘心打顶除蕾的目的是为了通风、透光、延长植物生长时间，减少根部养分消耗，增加根的产量和质量。

（四）病虫害及防治

1. 根结线虫病

6月份开始发生，根结线虫钻入根部形成根瘤，使苗发黄枯死。

防治方法：①避免用前茬是花生或甘薯地；②用杀虫剂进行土壤消毒，消毒后至少半月才能播种。

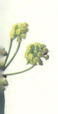

2. 蚜虫

花期危害严重，以成虫或若虫吸取茎叶汁液。

防治方法：①保护和利用食蚜蝇等天敌；②发生期用鱼藤精或600倍乐果喷雾，7～10天1次，连喷2～3次。

3. 根腐病

高温多雨季节易发生，先须根发病，后主根腐烂，植株枯死。

防治方法：①雨季注意排水；②忌连作，最好与禾本科作物轮作；③清除病株。

（五）采收加工

秋季地上部枯萎时采收，河北等地种植1年后用挖掘机或人工挖出根部，剪掉残余茎部后及时用水把土洗净，一定要当天洗完，不能隔夜，在通风处自然干燥，经几小时或1天干燥后，除去毛根整形，继续干燥至折断有松脆声即可。以含水量不超过10%、根粗长、香气浓郁者为优。1年生亩产干货20～40kg。

第十一节　河北南和县柴胡优质高产栽培技术（三岛柴胡）

三岛柴胡属伞形科多年生草本植物，以根入药。用于日本津村《汉方》原料药材。三岛柴胡是南和县引进种植的中药材新品种，2004年，日本客商根据本国有关文献记载，认定南和县段村就是几十年前在日本畅销的柴胡、熟地的原产地，并把南和县段村定为柴胡种植基地，实行订单生产。当年种植柴胡1400亩，辐射带动了阎里乡、和阳镇、河郭乡和郝桥镇的杨庄、巩庄、范庄、左村和岗上等村，中药材种植产业在该县得到了快速发展，前景广阔。[39]

一、品种选择及生长习性

选用优良高产抗病柴胡品种"三岛柴胡"。生长区域选择土层深厚、肥沃疏松、地下水位低、排水良好、不积水的砂壤土或腐殖土区，生地、熟地均可栽培。黏土、积水、土层浅薄的土壤不宜种植。三岛柴胡种子休眠期，其种子的发芽期比较长，播种后一般需30天左右才能出苗。

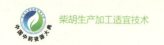
二、种植方法

1. 选地

选择灌溉和排水条件较好、土质疏松的砂质壤土，pH值6～6.5，光照充足的土地。

2. 整地施肥

精细整地，每亩地施入1500kg完全腐熟的农家肥和60～80kg长效复合肥，并深耕与土壤混匀。

3. 土壤消毒及作畦

为预防虫害，撒入3kg辛硫磷颗粒进行土壤消毒。做成畦宽60cm，畦高10～20cm垄状。

4. 种子处理

用甲基托布津可湿性粉剂拌种进行种子消毒。

5. 播种

播种时间2月至5月，用长1m，厚2cm的木条在开好的畦面上划入深1cm的小沟，进行条播，然后盖0.5cm厚的细土，用手轻压畦面，使种子与土壤充分接触。每畦种3行，行距20cm（每亩地播种量为500g）。播种后每亩用除草剂施田补150～200ml，兑水30～50kg喷于畦面，然后盖稻草或麦秸（起保温和保湿的作用）。

三、田间管理

（一）浇水

为了保证发芽稳定，适时浇水、灌水，保持土壤湿润。

（二）除草

发现杂草及时拔除。

（三）间苗

待柴胡出芽长至1.5～2cm后，及时除去盖草（若雨水少，太阳光照强，则延至苗高3～4cm后再将草去掉），待植株高6～8cm，叶片长出4～5叶时，分两次间苗，保持株距1cm。

间苗的原则：间掉弱苗，保留壮苗。

（四）追肥

根据植株长势及时追施复合肥，每亩施复合肥30kg。

（五）病虫害防治

5月中旬子叶展开期虫害为地老虎（断根虫：agrotistucoa的幼虫）危害根部，每亩用90%晶体敌百虫180～200g，拌炒香的米糠8～10kg，撒施田间进行诱杀。6月中旬至9月下旬要防治炭疽病，每亩地喷施1000倍甲基托布津的水溶液70L。

（六）摘心打顶

待植株高约15cm时，于地上部13cm处进行摘心打顶，自上部打掉约2cm（顶尖），

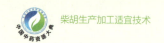

打顶前要先用甲基托布津水溶液给镰刀消毒。摘心打顶分四次进行：第一次，株高约15、13cm时；第二次，株高约20、15cm时；第三次，株高约25、20cm时；第四次，株高约30、25cm时。初次摘心打顶后，每亩施复合肥30kg，然后进行培土。

四、采收加工

（一）采收

三岛柴胡当年种植当年采收（生长期3～12月），待地上部分变成黄色或红色时进行采挖，采挖后抖掉泥土，留地上部分（芦头）约5cm。

（二）加工

采挖后趁鲜用干净水把根洗净（净度的检验方法：用嘴嚼时无泥砂样的感觉），并切除根头上的茎。然后把根平铺一层，在干燥通风的地方彻底干燥（晒干），干燥到一折即断的程度，最后将干燥好的根整齐地摆放在新的包装纸箱中进行包装，即可出售。

第5章

柴胡药材
质量评价

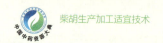

第一节　柴胡的本草考证与道地沿革

一、柴胡的本草研究及药材习用名考订

柴胡从古至今由于应用品种的混杂，药材品名和习用名凌乱繁多，古代本草文献就记载有"北柴胡""银柴胡""软柴胡"等品名；近现代药学文献则有"北柴胡""南柴胡""红柴胡""竹叶柴胡""黑柴胡""硬柴胡""软柴胡"等习用商品名称，特别是国家法定标准《中国药典》，依据药材性状将伞形科植物柴胡的干燥根习称为"北柴胡"，狭叶柴胡的干燥根习称为"南柴胡"；西南某些省区的药材标准将药用部位为全草的数种柴胡属植物以柴胡为正名收载为地方药品标准。这些法定标准的名称和药用部位是否具有本草依据，功效是否与古代应用一致，名称与实物是否相对应等问题，有必要从本草考证中得到澄清。[40]

（一）柴胡药材正名的演变

1. 汉唐时期

柴胡的正名为"茈胡"，别名有"地薰、山菜、茹草、芸蒿"等。本草学家留有如下的记述：

汉代的《神农本草经》："茈胡，味苦辛，一名地薰。"《名医别录》："茈胡，一名山菜，一名茹草，叶一名芸蒿，辛香可食，生洪农川谷及冤句，二月八月采根暴干。"《新修本草》（唐本草）："茈是古柴字，《上林赋》云茈姜，及《尔雅》云茈草，并作此茈字，此草根紫色，今太常用茈胡是也。又以木代系，相承呼为柴胡，且检诸本草无名此者。"

上述本草文献不仅明确了汉唐时期的柴胡正名与别名，而且可看出幼嫩的柴胡苗能食用，药用根的采收时间在二月或八月，暴干。关于"茈"字的读音，后世的李时珍作了明确注释，云"茈字有柴、紫二音：茈姜、茈草之茈皆音紫，茈胡之茈音柴。茈胡生山中，嫩则可茹，老则采而为柴，故苗有芸蒿、山菜、茹草之名，而根名柴胡也。"但这一时期（约一千余年）的本草著作末记载柴胡的植物形态。

2. 宋代

宋代《本草图经》首次以柴胡为正名收载，且对植物形态进行了描述，苏颂曰："柴胡生洪农山谷及冤句，今关陕江湖间近道皆有之，以银州者为胜。二月生苗亦有似麦门冬叶而短者甚香。茎青紫，叶似竹叶，稍紧，亦有似邪蒿七月开黄花。生丹州结青子，与他处不类。根赤色，似前胡而强。芦头有赤毛如鼠尾，独窠长者好。二月八月采根，暴干。张仲景治伤寒有大、小柴胡及柴胡加龙骨、柴胡加芒硝等汤，故后人治寒热，此为最要之药。"除文字外，尚绘有五幅不同的柴胡图：丹州柴胡、襄州柴胡、寿州柴胡、淄州柴胡、江宁柴胡。从上述记载与附图看，苏颂已发现了许多不同的柴胡品种，主要依据叶形区分，并从产地和性状上评价，药材以银州者和芦头有赤毛如鼠尾且独窠长者为优，经考证为当今的红柴胡类。

3. 明清以后

明清以后的本草著作均沿用柴胡为正名，李时珍在《本草纲目》中将柴胡列入

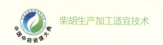

草部山草类。近现代药学文献也沿用此名，故历版《中国药典》均以柴胡为正名。

（二）柴胡药材品名的考证

由于宋代苏颂对柴胡的形态有翔实的描述并附药图，故可作为澄清古代柴胡之主流品种的重要史料，并推测出当今一些品名。从产地看有"银州柴胡"，从根的颜色和芦头性状看有"红柴胡"，从叶的形态看有"竹叶柴胡"，经谢宗万先生等考证附图，淄州柴胡与未开花时的"北柴胡"相似，襄州柴胡如开花期的"北柴胡"，丹州柴胡与狭叶柴胡一致，江宁府柴胡与今江苏、安徽一带的少花红柴胡（狭叶柴胡的一变型）类似，仅寿州柴胡为非伞形科柴胡属植物。由此可知，现代药材名称"红柴胡""银州柴胡""竹叶柴胡"均有本草依据，其原植物为伞形科柴胡属的数种植物，主流品种为当今的红柴胡类和北柴胡类药材，但苏颂在《本草图经》中并未明确给出柴胡不同的品种名称。

1. 关于"北柴胡"和"南柴胡"

明代李时珍在《本草纲目》中首次正式命名了"北柴胡"品名，时珍曰："北地所产者，亦如前胡而软，今人谓之北柴胡是也，入药亦良，南土所产者不似前胡，正如蒿根，强硬不堪使用，其苗有如韭叶者、竹叶者，以竹叶者为胜，其如邪蒿者最下也。"现代一些文献，将李时珍的此段文字作为古代有北柴胡、南柴胡、竹叶柴胡同用的本草依据。笔者认为，李时珍所指的"南土所产者"，并非当今的南柴胡（红柴胡类），而是一种根"不似前胡，正如蒿根，强硬不堪使用"的非柴胡伪品，以后的本草著作均未见"南柴胡"品名，而现代文献甚至法定标准将当今的红柴胡习称为"南柴胡"不妥，不仅缺乏本草依据，而且易与李时珍指出的伪品相混。经药材性状比较，红柴胡质脆、易折断，北柴胡质硬、不易折断，且红柴胡的鲜根较柔软，故华北及辽宁等地将红柴胡称作"软柴胡或软苗柴胡"，而将北柴胡称作"硬柴胡或硬苗柴胡"。故红柴胡的性状与植物形态与李时珍描述的南土所产者明显不同。

2. 关于"竹叶柴胡"

本草文献无此正式品名，但在苏颂和李时珍等著作中均提到"叶似竹叶，稍紧"和"其苗有如韭叶者、竹叶者，以竹叶者为胜"等描述，虽可依此用"竹叶柴胡"的品名，但药用部位应为根。因从汉代至清代的代表本草如《神农本草经》《名医名录》《雷公炮炙论》《新修本草》《本草图经》《证类本草》《本草纲目》《本草从新》等，均记载"二、八月采根暴干"，表明传统的柴胡用干燥根，且在唐代《千金翼方》中对柴胡的使用有"去苗"的记载。而近现代某些文献记载较为混乱，将柴胡属的柴胡、狭叶柴胡、膜缘柴胡、小柴胡等数种植物的全草（或指带根的全草或幼苗）称作"竹叶柴胡"，甚至在西南省区的地方药材标准中将当地多种柴胡属植物的全草收载在柴胡正名下，药材习用名为"竹叶柴胡"，功效也与药典中的柴胡相同，因而西南市场中的竹叶柴胡，实为将柴胡的全草、茎叶、幼苗等混作柴胡应用。事实上，柴胡苗在《千金翼方》中记载也可药用，主治卒聋，《滇南本草》记载柴胡"发汗用嫩蕊，治虚热、调经用根。"说明在古代即使用茎叶，功效也与根不同。

3. 关于"银柴胡"

在宋代至明代出现过名称与功效上的混乱，在古代认为银州柴胡的品质优良，

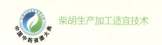

如《本草图经》载"以银州者为胜",《太平惠民和剂局方》中的龙脑鸡苏丸注明"要真银州者柴胡",《本草纲目》载:"银州即今延安府神木县,五原城是其废迹,所产柴胡长尺余,而微白且软,不易得也。"经现代植物分类学家单人骅等考证,上述本草中的银州柴胡为伞形科柴胡属植物银州柴胡(*B. ylnchowense* Shan et Y. Li),属当今红柴胡类。明代医药学家发现了另一种充伪伞形科银州柴胡的药材,李时珍曰:"近时有一种根似桔梗、沙参、白色而大,市人以伪充银柴胡,殊无味,不可不辨。"寇宗奭在《本草衍义》中言:"柴胡本经并无一字治痨,今人治痨方中,鲜有不用此者……凡此误世甚多。"由此说明当时出现了两种被称作"银柴胡或银州柴胡"的药材在混用。

最早将银柴胡与柴胡从品名和功效上区分的是明代缪希雍所著的《神农本草经疏》曰:"按今柴胡俗用有二种,色白黄而大者,为银柴胡,用以治劳热骨蒸,色微黑而细者,用以解表发散。"明·李立中的《本草原始》中有张附图:一张旁注为"柴胡色黑疗寒热往来疟之症",另一张旁注为"银柴胡形色黄白多皱肉有黄纹"。由此可见,当时的医药学家已从形态、气味、功效上明确区分了当今石竹科的银柴胡与伞形科的柴胡两类药材,且可找出现代习称柴胡为"黑柴胡"的本草依据。但此时的本草著作未将银柴胡专条列出。直至清代,赵学敏在《本草纲目拾遗》中将银柴胡单列出为一新的药物,并明确提出其功效为"治虚劳肌热,骨蒸劳疟,热从髓出,小儿五疳羸热。"彻底澄清了银柴胡和柴胡的混乱。近现代文献以及国家药品标准均沿用此结论。

4. 关于"软柴胡"

最早提到此名称的当属明代医家汪机，曰："解表宜用北柴胡，治虚热证宜用海阳产的软柴胡。"此处的软柴胡很显然指当今源于石竹科植物的药材银柴胡。将现代的红柴胡类药材称作"软柴胡"的本草著作是明代末期的《本草汇言》，现代的华北及辽宁等地对红柴胡习称为软柴胡沿用了《本草汇言》的称谓。

（三）小结

柴胡首载《神农本草经》并列为上品，在宋代《本草图经》以前的著作中称"茈胡"，还有地薰、芸蒿、山菜、茹草等别名，苏颂首次以柴胡为正名收载。柴胡一直存在多个品种混杂使用现象，曾经出现过不同种植物的两种银柴胡的混淆，至明代缪希雍始，将银柴胡与柴胡从功效和名称上区分，清代赵学敏将银柴胡从柴胡条下单独列出为一新药物，彻底澄清了两者的混乱。柴胡的药用部位在古代很明确，为干燥根，近现代文献出现了混乱，药材习用名称也存在与本草不一致，不符合实物特征的问题。有鉴于现代柴胡习用名和药用部位的混乱现象，建议：

（1）《中国药典》等药品标准及现代文献中的药材习用名"南柴胡"宜改为"红柴胡"，既有本草依据又与实物相符，且可避免与本草中南土所产的非柴胡品相混。

（2）西南某些省区的地方药材标准中的柴胡项下不应收载药用部位为全草的竹叶柴胡类，此标准为柴胡茎叶混作柴胡应用提供了法定依据，造成临床用药的混乱。然而古代的柴胡茎叶其功效与根不同，且现代研究也表明，柴胡茎叶与根的有效成分种类及含量均有明显差异。

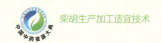

（3）应加强对现代文献中的竹叶柴胡类的药用物种、药用部位、药理及临床应用的系统研究，以明确是否可单列为一类药材，提高用药准确性。

二、柴胡现代使用情况

柴胡属植物世界分布约100种，分布在北半球的亚热带地区。我国有36种，17变种，7变型，多产西北与西南高原地区。由于现代科学技术的进步，中药资源的开发与利用得到发展，柴胡的入药品种大大增加，除药典规定的柴胡和狭叶柴胡外，各地习用的还有大叶柴胡、锥叶柴胡等20余种。有用根者，亦有用全草者。[41]

据现代植物学家考证，银柴胡实为*Buplewvm yinchowense*对石竹科银柴胡代替伞形科银州柴胡入药近代人意见不一致。1927年，曹炳章对110种中药性味、功效作了真伪对比。著成《增订伪药条辨》一书，谈到柴胡伪品说："味淡芦头又大，不知何物伪充，按银柴胡以银州宁夏出者为胜，用者需真为要。"1942年日本人石户谷勉在《中国北部之药草》中谈到日本生药界也存在类似问题。石竹科银柴胡充银州柴胡从明朝到1942年各代著作中都有区别使用的告诫语。自1959年《中药材手册》《中药志》始将石竹科银柴胡收载以来，以后的各书中都记载了银柴胡源于石竹科。药典也收载了石竹科银柴胡，从而使银柴胡源于石竹科成为法规化。分析现代本草中的历史源考，都是断章取意理解古人关于柴胡的性状描述，有的甚至将古人视为伪品和区分使用的告诫语当作使用石竹科银柴胡之理由来理解。1977年出版的《中药大辞典》银柴胡项下把宋《本草经疏》《和剂局方》《本草纲目》关于伞形科银柴胡的药性描写及组方等运用于描述石竹科的银柴胡，有点牛头不对马嘴。

石竹科银柴胡充伞形科银柴胡入药，从李时珍时代到现在仍未取缔，且被今人讹用为正品，说明了它的生命力还是强大的，从现代植化研究看，它含有与柴胡相同的三萜皂苷成分，但对其功效的药理研究尚未见报道，敬望同仁献力，为正本清源提供科学依据。

综上考证，北柴胡为柴胡的正品，唐代以后较长一段时期银州柴胡代替了北柴胡，直到金元末才得以纠正，二者同用。元明期间南柴胡载入本草，并广泛用于江南一带。石竹科银柴胡伪充伞形科银州柴胡始于李时珍时代，现代讹用为正品，混淆了银柴胡的真正来源。考证提示，在目前中药品种剧增的情况下，对伪品、习用品、代用品一定要严格区分，使中药药名规范化，不能扩大习用品的应用范围，严防伪品长期使用演变为习用品，进而成为正品药材。

第二节　柴胡药材商品规格标准

一、北柴胡规格标准

统货。干货。呈圆锥形，上粗下细，顺直或弯曲，多分枝。头部膨大，呈疙瘩状，残茎不超过1cm。表面灰褐色或土棕色，有纵皱纹。质硬而韧，断面黄白色，显纤维性。微有香气，味微苦辛。无须毛、杂质、虫蛀、霉变。

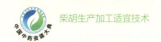

二、南柴胡规格标准

统货。干货。类圆锥形，少有分枝，略弯曲。头部膨大，有残留苗茎。表面土棕色或红褐色，有纵皱纹及须根痕。断面淡棕色。微有香气。味微苦辛。大小不分。残留苗茎不超过1.5cm。无须根、杂质、虫蛀、霉变。

备注：

1. 北柴胡习称"硬柴胡"是根据河北、河南等地产品制订的。

2. 南柴胡习称"软柴胡"或"红柴胡"。

3. 部分地区习用的竹叶柴胡，带苗茎的柴胡，可根据习惯自行制订标准。[42]

各地柴胡药材图（图5-1至图5-4）。

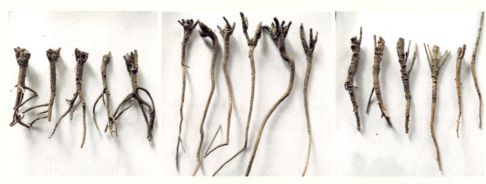

图5-1 柴胡

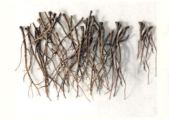
图5-2 柴胡（一年生）

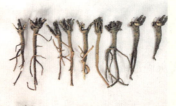
图5-3 柴胡（二年生）

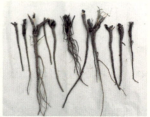
图5-4 柴胡（野生）

第三节　柴胡的饮片炮制

一、柴胡炮制

（一）北柴胡

取原材料，除去杂质及残茎，洗净润透，切厚片，干燥。

本品呈不规则厚片。外表皮黑褐色或浅棕色，具纵皱纹和支根痕。切面淡黄白色，纤维性。质硬。气微香，味微苦。

（二）醋北柴胡

取柴胡片，加米醋拌匀，吸尽，闷润，用文火加热炒干，取出晾凉。（每100kg柴胡，用米醋20kg）

本品形如北柴胡片，表面淡棕黄色，微有醋香气，味微苦。

（三）南柴胡

除去杂质，洗净，润透，切厚片，干燥。

本品呈类圆形或不规则片。外表皮红棕色或黑褐色。有时可见根头处具细密环纹或有细毛状枯叶纤维。切面黄白色，平坦。具败油气。

（四）醋南柴胡

取南柴胡片，加米醋拌匀，吸尽，闷润，用文火加热炒干，取出晾凉。（每100kg柴胡，用米醋20kg）

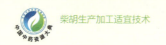

本品形如南柴胡片，微有醋香气。

（五）鳖血柴胡

取柴胡片，加定量洁净的新鲜鳖血及适量黄酒（或凉开水）拌匀，闷润至鳖血和酒液被吸尽，用文火加热炒干，取出晾凉。（每100kg柴胡，用鳖血13kg，黄酒25kg）

二、柴胡炮制研究

（一）炮制方法及作用的沿革[43]

1. 炮制方法的历史沿革

南北朝《雷公炮炙论》有去髭并头的加工方法。唐代《备急千金要方》明确有熬制法。宋代《博济方》注明去芦，《太平惠民和剂局方》有焙制法。元代《丹溪心法》增加酒拌制，《原机启微》有酒炒制。明代《医学纲目》又有醋炒，《一草亭目科全书》有炒制。清代《本草汇》则有蜜制，《温病条辨》有炙制，《长沙方歌诀》中则载有鳖血制。至今其炮制方法已有10余种。

2. 炮制作用的历史演变

柴胡炮制作用的论述始于明《本草发挥》："柴胡泻肝炎，须用黄连佐之。欲上升则用根酒浸。欲中行下降，则生用梢。"而《医学入门》又载："外感生用。内伤升气酒炒三遍。有咳汗者，蜜水炒。"清代《药品辨义》："制以酒拌，领入血分，以清抑郁之气而血虚之热自退。"《本经逢原》："入解药生用。"《本草害利》"酒炒则升，蜜炒则和""醋炒加强疏经活血止痛""鳖血炒滋阴治劳热肌热""鳖血炒治三日疟，温疟，或入肝散疲"则是后世北京、上海、山东、重庆、南京、浙江等地医家对柴胡炮制作用的论述。

（二）不同炮制方法对柴胡化学成分的影响

实验证明，生柴胡、醋柴胡和酒柴胡薄层层析图谱的斑点数目、相应位置及其颜色都完全一致；醇浸出物含量在炮制前后有非常显著的差异（$P<0.01$），其中以酒制品的含量为最高，而不同炮制品之间无明显差异（$P>0.05$），水溶性浸出物和挥发油的含量，无论是炮制前后，还是不同炮制品之间，均有非常显著的差异（$P<0.01$），其中水浸出物量的顺序为醋柴胡>酒柴胡>生柴胡，挥发油含量的顺序为生柴胡>酒柴胡>醋柴胡。柴胡皂苷的含量顺序是蜜柴胡>酒柴胡>醋柴胡>生品柴胡。柴胡经醋制后，挥发油含量下降了约20%。刘伟认为，影响柴胡饮片炮制质量的主次因素为：炮制辅料的种类、辅料用量、炮制程度。从药效成分柴胡皂苷a，d的溶出率来看，酒制柴胡优于醋制柴胡。余晖等还对柴胡不同炮制品多糖的含量进行研究，结果生柴胡中多糖含量最高，醋柴胡次之，而酒柴胡最低，即炮制后多糖含量降低。

（三）炮制对柴胡药理作用的影响

实验表明，醋炙柴胡水煎剂能明显增加大白鼠胆汁的分泌量（$P<0.05$），醋拌柴胡水煎剂也呈泌胆趋向，但$P>0.05$，无显著性差异；生柴胡和炒柴胡不显泌胆作用。各炮制品组间比较，醋拌品的泌胆作用与生品相比较明显增强（$P<0.05$），醋炙品与清炒品、醋拌品比较也明显增强（$P<0.05$和$P<0.01$）。这一结果表明，醋炙柴胡能明显增加胆汁

147

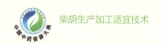

的分泌量，从而证明柴胡醋炙后能增强其疏肝解郁的作用。柴胡炮制品对小白鼠实验性肝损伤的研究又表明，醋炙柴胡和醋拌柴胡能显著降低CC肠中毒小鼠的血清SGPT，并能轻度减轻肝损伤的作用，具有明显的保肝作用。刘伟等研究表明，柴胡及其不同炮制品对小鼠二甲苯所致耳壳炎症均有抑制作用，其中酒炙品优于生品和醋炙品。

（四）柴胡的炮制与临床效用[44]

柴胡为伞形科植物柴胡、狭叶柴胡或同属种植物的干燥根。其味苦、辛，性微寒，功能和解表里、疏肝解郁、升举阳气，主要用于少阳证、肝郁气滞证和气虚清阳下陷所致的发热、寒热往来、胸胁苦满、脱肛、月经不调等。但因炮制方法的不同，柴胡的有效成分皂苷和挥发油的含量有差异，功效也随之改变而呈现其相对的特异性。

1. 生用

和解少阳、升举阳气。生柴胡质轻软，性升发，宣透疏散作用强，为少阳经之主药；与黄芩配伍和解少阳，主治邪在少阳、寒热往来、胸胁苦满。柴胡升举的阳气主要是肝胆之清阳，用于气陷而滞者最宜。如《本草经疏》云："柴胡轻清，升达胆气，胆气条达，则十一藏从之宣化，故心腹肠胃中，凡有结气，皆能散之也。"柴胡发挥升举阳气作用时，常与黄芪、人参、升麻等配伍，共同补脾益气、升举阳气。《医学入门》《本草述钩元》《本草备要》《得配本草》等医籍均提到柴胡"外感生用"。现代药理学研究证实：柴胡中含有α-菠菜甾醇，这种成分具有较强的发汗解表作用；炮制受热时易挥发，发汗解表作用降低，因此生柴胡的发汗解表作用强于炮制品，故和解少阳、升举阳气应生用。

2. 醋制

疏肝解郁、行气止痛。柴胡与枳壳、香附、川芎等配伍，功能疏肝解郁、行气止痛，用于肝气郁结或肝热所致月经不调、胸胁胀痛、瘰疬等。《本草逢原》说："清肝炒熟用"；张山雷说："惟遇诸般肝胆实火之症，能于潜摄抑降队中，少加柴胡二三分，以通木气，借作向导，收效亦捷，并云近人用醋炒柴胡，即为此等症治而设。"醋制后，一方面可降低菠菜甾醇，使和解表里作用减轻；另一方面柴胡醋制后，柴胡皂苷E、F、G等在酸性条件下水解生成糖合苷元，使苷元的含量升高，从而增强疏肝理气止痛作用。

3. 鳖血制

滋阴制疟、消退虚热。鳖血制柴胡最早见于陈修园《长沙方歌诀》，《中国药典》（1963年版）收录了鳖血柴胡的炮制方法。有些医家认为柴胡劫肝阴，故仿柴胡与鳖甲配伍之意。取新鲜鳖血拌制柴胡，使其吸入柴胡之中。鳖之介类阴，血为阴液，可挫缓柴胡劫夺之性、减弱升浮之性，增强填阴滋血、抑制浮阳作用，故可用于疟疾发热、热入血室、骨蒸劳热、午后潮热等症。

4. 蜜制

润肺止咳，缓和药性。《医学入门》《本草备要》等医籍中都提到"有咳汗者，蜜水炒。"蜂蜜具有补中缓急、润肺止咳、解毒作用，蜜制柴胡可缓解其升阳劫阴、增强健脾和胃作用。

研究证实：柴胡经蜜制后，挥发油类成分降低，糖类成分显著增加，适用于脾

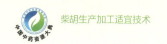

胃不足或身体虚弱的患者。

柴胡炮制过程中所使用的辅料不同，炮制后其功效有些特异性的改变，以适应不同病理状态下的病情。今后当加强不同辅料炮制的工艺标准和作用机制研究，以便临床更好地发挥作用。

第四节　柴胡的包装、储藏、运输

一、包装

包装材料要使用防潮纸箱包装或塑料薄膜袋套编织袋包装。根据柴胡的比重可设计50kg一箱（或一袋），在包装箱上设计注册商标及公司名称、公司地址、邮政编码、电话、传真、网址等内容并注明药材名称、生产批号、柴胡规格、包装重量、药材产地、车间工号、质检人员、包装日期。

包装方法可选择手工包装或机械包装。加工合格的药材在包装前包装工必须再次检查挑选药材中有无劣质品和异物，不得将劣质品和其他异物打入包内。

1. 人工包装

采用塑料编织袋作为包装材料，按照质量标准要求称定重量，每袋包装完成后包装人员立即将袋口捆扎严密，填注标记。包装必须按GAP要求，符合《柴胡包装件质量标准》。

150

2. 选用打包机压缩打包

压缩打包好后，内采用塑料布包裹，外采用铁丝打包带捆扎或采用塑料编织布

包裹严密。打包机操作按照《打包机标准操作规程》操作，每包标准重量为25kg，

压缩打包件的质量必须符合《柴胡包装件质量标准》要求。

二、储藏

包装完毕后，贮藏在阴凉干燥处。要存在清洁、干燥、无异味、无污染的仓库

中。适宜温度在20℃以下，相对湿度45%～75%。商品水分含量限定为11%～13%，

水分超过13%的柴胡不得入库。贮藏期间，应定期检查，消毒，保持环境卫生整洁，

经常通风，注意防潮，防霉变、虫蛀，若发现轻度霉变或虫蛀，应及时翻晒。

三、运输

运输中要注意运输车辆应有防雨、防潮、防污染的条件，临时用车要用无污染的

材料严密覆盖。运输时严禁与其他有毒有害、可能污染其品质或易串味的物质混装。

第五节　柴胡的主要伪品鉴别

柴胡，又名春柴胡、南柴胡、北柴胡、芽柴胡，为伞形科植物柴胡、狭叶柴胡

的干燥根或全草。柴胡根习称"北柴胡"或"硬柴胡"，全草习称"南柴胡"或"软

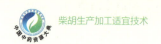

柴胡"。全草主要来源于狭叶柴胡，春季采挖的幼苗称"春柴胡"，已成长的全株称"竹叶柴胡"。柴胡主要产于华北、东北等地。

一、正品柴胡的性状鉴别

（一）北柴胡

本品为长圆锥形或圆柱形，常有分支，长5～15cm，直径3～4mm。顶头部膨大，顶端多带有残留的茎基或短纤维状的叶基或片状叶鞘。灰褐色或灰棕色，有纵皱纹、支根痕和横向突起的皮孔。质硬而韧，不易折断，断面呈片状纤维性，皮部浅棕色，木部黄白色。味微苦辛。

（二）南柴胡

根呈圆锥形，少分枝，长5～14cm，直径4～18mm。表面棕红色或棕褐色，近根头部有多数紧密的环纹，根头顶部密披纤维状叶基残余。质稍软而脆，易折断，断面平坦，淡棕色，可见油点。气微香，味微苦。

（三）春柴胡

本品为带根幼嫩的全草。全长15～80cm，根同南柴胡，少见同北柴胡者。茎单一或数叶，上部多分枝，光滑无毛。质脆，易折断，断面中央有白色的髓。叶互生，根生叶及茎下部叶有长柄，叶片线形或线状披针形，长7～15cm，宽2～6mm，端部渐尖，叶脉5～7条，近乎平行。复伞形花序，花小，黄色，双悬果。气微香，味淡。

二、常见的柴胡伪品

（一）大叶柴胡

为伞形科植物大叶柴胡的干燥根茎及根，多分布于东北三省。本品为圆柱形，略弯曲，常有分枝，下部分枝较多，长3～10cm，直径3～6mm。表面黄褐色至棕色向上颜色渐浅，较粗糙，密生环节，节与节间明显，可见少数须根。质坚硬，断面平整呈黄白色，皮部与木部紧连，中心多空洞，显纤维性。味微涩，有麻舌感，有芹菜样气味。

（二）瞿麦根

为石竹科植物瞿麦的根。本品为圆柱形，多弯曲，下部有分枝，长6～12cm，直径3～6mm。根头部膨大，残留有数个长短不等的茎基和卷曲的粗毛，茎基上可见围抱于节的叶基。表面灰棕色或棕褐色，具不规则纵沟及点状皮孔。质坚硬，难折断，断面不平坦，中空。味淡。

（三）蝇子草根

为石竹科植物蝇子草的干燥根。本品为圆锥形，根头部有残留茎枝，茎枝节膨大，多扭曲，断面具黄白相间的放射状纹理。[45]

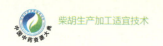

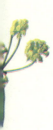

第六节 柴胡的质量标准

一、柴胡《中国药典》（2015年版）标准[46]

本品为伞形科植物柴胡*Bupleurum chinense* DC.或狭叶柴胡*Bupleurum scocrzonerifolium* Willd. 的干燥根。按性状不同，分别习称"北柴胡"及"南柴胡"。春、秋二季采挖，除去茎叶及泥沙，干燥。

1. 性状

北柴胡 呈圆柱形或长圆锥形，长6～15cm。直径0.3～0.8cm。根头膨大，顶端残留3～15个茎基或短纤维状叶基，下部分枝。表面黑褐色或浅棕色，具纵皱纹、支根痕及皮孔。质硬而韧，不易折断，断面显纤维性。皮部浅棕色，木部黄白色。气微香，味微苦。

南柴胡 根较细，圆锥形，顶端有多数细毛状枯叶纤维，下部多不分枝或稍分枝。表面红棕色或黑棕色，靠近根头处多具细密环纹。质稍软，易折断，断面略平坦，不显纤维性。具败油气。

2. 鉴别

北柴胡 取本品粉末0.5g，加甲醇20ml，超声处理10分钟，滤过，滤液浓缩至约5ml，作为供试品溶液。另取北柴胡对照药材0.5g，同法制成对照药材溶液。再取柴胡皂苷a对照品、柴胡皂苷d对照品，加甲醇制成每1ml各含0.5mg的混合溶液，作为对照品溶液。照薄层色谱法（通则0502）试验。吸取上述三种溶液各5μl，分别点于同一硅胶G薄层板上，以乙酸乙酯-乙醇-水（8：2：1）为展开剂，展开，取出，晾干，喷以2%对二甲氨基苯甲醛的40%硫酸溶液，在60℃加热至斑点显色清晰，置日光及紫外光灯（365nm）下检视。供试品色谱中，在与对照药材及对照品色谱相应的位置上，显相同颜色的斑点或荧光斑点。

3．检查

水分：不得过10.0%（通则0832第二法）。

总灰分：不得过8.0%（通则2302）。

酸不溶性灰分：不得过3.0%（通则2302）。

4．浸出物

照醇溶性浸出物测定法项下的热浸法（通则2201）测定，用乙醇作溶剂，不得少于11.0%。

5.含量测定

北柴胡　照高效液相色谱法（通则0512）测定。

色谱条件与系统适用性试验以十八烷基硅烷键合硅胶为填充剂；以乙腈为流动相A，以水为流动相B，按表中的规定进行梯度洗脱；检测波长为210nm。理论板数按柴胡皂苷a峰计算应不低于10 000。

时间（分钟）	流动相A（%）	流动相B（%）
0～50	25→90	75→10
50～55	90	10

对照品溶液的制备　取柴胡皂苷a对照品、柴胡皂苷d对照品适量，精密称定，加甲醇制成每1ml含柴胡皂苷a 0.4mg、柴胡皂苷d 0.5mg的溶液，摇匀，即得。

供试品溶液的制备　取本品粉末（过四号筛）约0.5g，精密称定，置具塞锥形瓶中，精密加入含5%浓氨试液的甲醇溶液25ml，密塞，30℃水温超声处理（功率200W，频率40kHz）30分钟，滤过，用甲醇20ml分2次洗涤容器及药渣，洗液与滤液合并，回收溶剂，残渣加甲醇适量使溶解，转移至5ml量瓶中，加甲醇至刻度，摇匀，滤过，取续滤液，即得。

测定法　分别精密吸取对照品溶液20μl与供试品溶液10～20μl，注入液相色谱仪，测定，即得。

本品按干燥品计算，含柴胡皂苷a（$C_{42}H_{68}O_{13}$）和柴胡皂苷d（$C_{42}H_{68}O_{13}$），不得少于0.30%。

饮片

1. 炮制

北柴胡　除去杂质及残茎，洗净，润透，切厚片，干燥。

本品呈不规则厚片。外表皮黑褐色或浅棕色，具纵皱纹和支根痕。切面淡黄白色，纤维性。质硬。气微香，味微苦。

2. 鉴别、检查、浸出物、含量测定

同北柴胡。

醋北柴胡　取北柴胡片，照醋制法（通则0213）炒干。

本品形如北柴胡片，表面淡棕黄色，微有醋香气，味微苦。

3. 浸出物

照醇溶性浸出物测定法（通则2201）项下的热浸法测定，用乙醇作溶剂，不得少于12.0%。

4. 鉴别、检查、含量测定

同北柴胡。

南柴胡　除去杂质，洗净，润透，切厚片，干燥。

本品呈类圆形或不规则片。外表皮红棕色或黑褐色，有时可见根头处具细密环纹或有细毛状枯叶纤维。切面淡黄白色，平坦。具败油气。

醋南柴胡　取南柴胡片，照醋制法（通则0213）炒干。

本品形如南柴胡片，微有醋香气。

1. 性味与归经

苦，微寒。归肝、胆、肺经。

2. 功能与主治

疏散退热，疏肝解郁，升举阳气。用于感冒发热，寒热往来，胸胁胀痛，月经

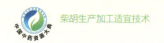
不调；子宫脱垂，脱肛。

3. 用法用量

3～10g。

4. 用药禁忌

大叶柴胡 *Bupleurum longiradiatum* Turcz.的干燥根茎，表面密生环节，有毒，不可当柴胡用。

5. 贮藏

置通风干燥处，防蛀。

还有相关地方标准，见附录。

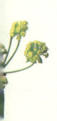

二、竹叶柴胡《湖南省中药材标准》[47]

为伞形科植物竹叶柴胡 *Bupleurum marginatum* Wall. ex DC. 的干燥全草。

1. 性状

本品长45～130cm。根呈圆锥形或纺锤形，有的稍弯曲，瘦小。外表棕褐色或黄棕色，具细纵皱纹及稀疏的横向皮孔样突起。茎单生或丛生，分枝或不分枝，微具纵棱，基部常残存叶柄纤维，断面实心，白色。叶较易破碎、脱落，完整者展开后呈披针形、线状披针形，长9～15cm，宽0.5～1.4cm；顶端具硬尖头，基部半抱茎，叶缘软骨质，具9～13平行脉；有的基生叶基部下延呈长柄状。复伞形花序，小总苞片披针形或线状披针形；幼果棕色。体轻，质稍脆。气清香，味淡。

2. 鉴别

（1）本品根的横切面木栓层为7～8列木栓细胞。韧皮部外侧有油室7～9个，径向长68～120μm，切向长80～200μm，周围有分泌细胞8～10个。韧皮部发达；木质部导管群呈2个扇形排列，壁木化。木纤维在近形成层处连成环状。茎横切面表皮细胞1列，平周壁增厚，外被角质层。皮层外侧为厚角组织，内侧为厚壁组织，有油室分布，径向长41～83μm，切向长139～167μm。韧皮部较窄。木质部较宽广，导管单个散在或数个相聚，直径12～42μm，木射线宽约10列细胞，壁厚，木化，髓部宽广。

（2）取本品粉末0.5g，加甲醇20ml，超声处理10分钟，滤过，滤液浓缩至约5ml，作为供试品溶液。另取柴胡皂苷a对照品、柴胡皂苷d对照品，加甲醇制成每1ml各含0.5mg的混合溶液，作为对照品溶液。照薄层色谱法（通则0502）试验，吸取上述两种溶液各5μl，分别点于同一硅胶G薄层板上，以乙酸乙酯-乙醇-水（8∶2∶1）为展开剂，展开，取出，晾干，喷以2%对二甲氨基苯甲醛的40%硫酸溶液，在60℃加热至斑点显色清晰，分别置日光及紫外光灯（365nm）下检视。供试品色谱中，在与对照品色谱相应的位置上，显相同颜色的斑点或荧光斑点。

3. 检查

水分：照水分测定法（通则0832第二法）测定，不得过15.0%。

总灰分：不得过8.0%（通则2302）。

159

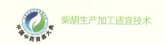

4. 炮制

除去杂质，洗净，根切片，地上部分切段，干燥，筛去灰屑。

5. 性味与归经

苦、辛，微寒。归肝、胆经。

6. 功能与主治

散风退热，疏肝解郁。用于感冒发热，寒热往来，胸胁胀痛，疟疾，脱肛，子宫下垂，月经不调。

7. 用法与用量

3～10g。

8. 贮藏

置通风干燥处，防蛀。

三、黑柴胡《甘肃省中药材标准》[48]

本品为伞形科植物黑柴胡 *Bupleurum smithii* Wolff、小叶黑柴胡 *Bupleurum smithii* Wolff var. *parvifolium* Shan et Y. Li 或黄花鸭跖柴胡 *Bupleurum commelynoideum* de Boiss. var. *flaviflorum* Shan et Y. Li 的干燥根或根茎。春、秋两季采挖，除去茎叶及泥土，晒干。

1. 性状

黑柴胡和小叶黑柴胡　根呈圆柱形或圆锥形，常弯曲，稀有分枝，长3～7cm，直径0.2～0.7cm。表面黑褐色或棕褐色，粗糙，有多数疣状突起及须根断痕；根头增粗，有数个分枝根茎，具芽痕，顶端残留数个茎基，基部少有或无膜质叶基。质较松脆，易折断，断面略平坦，皮部浅棕色，具多数裂隙，木部黄白色，有放射状裂隙。气微香，味微苦。

黄花鸭跖柴胡　根较细小，少或无根茎。

2. 鉴别

（1）本品横切面：木栓层8～25列细胞，排列整齐。皮层狭窄，有油管10～15个，断续排列成环。韧皮部较窄，常有裂隙，油管多数，呈1～7环列。形成层成环。木质部呈放射状排列，呈二歧分枝状，导管大型，常3～5个相聚；木纤维较少，成群散在或略呈1～3个间断的环。

（2）取本品粉末0.5g，加水10ml，用力振摇，产生持久性泡沫。

（3）取本品粉末0.5g，加甲醇20ml，超声处理10分钟，滤过，滤液浓缩至约5ml，作为供试品溶液。再取柴胡皂苷a对照品、柴胡皂苷d对照品，加甲醇制成每1ml各含0.5g的混合溶液，作为对照品溶液。照薄层色谱法（通则0502）试验，吸取上述两种溶液各5µl，分别点于同一硅胶G薄层板上，以乙酸乙酯–乙醇–水（8∶2∶1）为展开剂，展开，取出，晾干，喷以2%对二甲氨基苯甲醛的40%硫酸溶液，在60℃加热至斑点显色清晰，置日光及紫外光灯（365nm）下检视。供试品色谱中，在与对照品色谱相应的位置上，显相同颜色的斑点或荧光斑点。

3. 检查

总灰分：不得过10.0%（通则2302）。

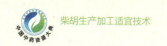

4. 炮制

拣净杂质，洗净，润透，切厚片，干燥。

5. 性味与归经

苦，微寒。归肝、胆经。

6. 功能与主治

疏散退热，舒肝，调经，升阳。用于感冒发热，寒热往来，疟疾，胸胁胀满，月经不调，气虚下陷之子宫脱垂，脱肛等症。

7. 用法与用量

3～9g。

8. 贮藏

置通风干燥处，防虫蛀。

四、红柴胡《甘肃省中药材标准》[49]

本品为伞形科植物银州柴胡*Bupleurum yinchowense* Shan et Y. Li的干燥根。春、秋两季采挖，除去茎叶及泥沙，干燥。

1. 性状

本品呈长圆锥形，下端细长，微弯曲，长11～20cm，直径0.3～0.5cm。表面浅红棕色或浅黄棕色，具细密纵纹及少数细小横向突起皮孔，稀有支根。根头少有分枝，残留1～3条茎基。质坚硬，折断面纤维性。气微香，味微苦。

2. **鉴别**

（1）本品横切面特征：木栓层由7～16列细胞组成，多呈长方形，排列不整齐。皮层4～6列细胞，散有6～10（20）个油管，断续成环。韧皮部近形成层处散在油室，略呈1～5环列。木质部多呈放射状，导管常切向排列，木纤维极发达，呈3～4环列。

（2）取本品粉末0.5g，加水10ml，用力振摇，产生持久性泡沫。

（3）取本品粉末0.5g，加甲醇20ml，超声处理10分钟，滤过，滤液浓缩至约5ml，作为供试品溶液。再取柴胡皂苷a对照品、柴胡皂苷d对照品，加甲醇制成每1ml各含0.5g的混合溶液，作为对照品溶液。照薄层色谱法（通则0502）试验，吸取上述两种溶液各5μl，分别点于同一硅胶G薄层板上，以乙酸乙酯-乙醇-水（8：2：1）为展开剂，展开，取出，晾干，喷以2%对二甲氨基苯甲醛的40%硫酸溶液，在60℃加热至斑点显色清晰，置日光及紫外光灯（365nm）下检视。供试品色谱中，在与对照品色谱相应的位置上，显相同颜色的斑点或荧光斑点。

3. **检查**

总灰分不得过8.0%（通则2302）。

4. **炮制**

除去残茎，洗净，润透，切厚片，干燥。

5. **性味与归经**

苦，微寒。归肝、胆经。

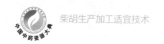

6. 功能与主治

疏散退热，舒肝调经，升举阳气。用于外感发热，寒热往来，胸胁胀满，头痛目眩，月经不调，子宫脱垂，脱肛等症。

7. 用法与用量

3～9g。

8. 贮藏

置通风干燥处，防虫蛀。

第6章

柴胡现代医药研究

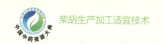

第一节　柴胡的化学成分研究

一、柴胡及其同属植物的化学成分[50]

（一）柴胡

1. 根

含挥发油0.15%，内有：戊酸（pentanoic acid），己酸（hexanoic acid），庚酸（heptanoic acid），2-庚烯酸（2-heptenoic acid），辛酸（octanoic acid），2-辛烯酸（2-octenoic acid），壬酸（nonanoic acid），2-壬酸（nonanoic acid），苯酚（phenol），邻-甲氧基苯酚（o-methoxyphenol），γ-辛内酯（γ-octalactone），γ-癸内酯（γ-decalactone），丁香油酚（eugenol），γ-十一烷酸内酯（γ-undecalactone），甲苯酚（cresol），己基苯酚（ethyphenol），百里香酚（thymol），玛索依内酯（messoia lactone），己酸香苯醛酯（vanillin acetate），还有：2-甲基环戊酮（2-methylcyclopentanone），柠檬烯（limonene），月桂烯（myrcene），右旋香荆芥酮（carvacrone），反式香苇醇（carveol），胡薄荷酮（pulegone），桃金娘醇（myrtenol），α-松油醇（α-terpineol），芳樟醇（linalool），牻牛儿醇（geraniol），正十三烷（n-tridecane），（E）-牻牛儿基丙酮［（E）-geranyl acetone］，α-荜澄茄油烯（α-cubebene），葎草烯（humulene），反式丁香烯（caryophyllene），长叶烯（longifolene），努特卡扁柏酮（nootkatone），十六酸（hexadecanoic acid），六

氢金合欢基内酮（hexahydrofarnesyl acetone）。又含柴胡皂苷（saikosaponin）a、

c、d、S₁，柴胡皂苷S₁就是3-O-α-L-吡喃阿拉伯糖基（1→3）β-D-吡喃葡萄糖

醛酸齐墩果酸-28-β-D-吡喃葡萄糖酯［3-O-α-L-arabinopyranosyl（1→3）-β-D-

glucuronopyranosyl oleanolic acid-28-β-D-glucopyranosylester］；还含侧金盏花醇

（adonitol），α-菠菜甾醇（α-spinasterol），另含多糖，命名为柴-Ⅲ-5311，系酸性

多糖，相对分子质量约80 000，由半乳糖（galactose），葡萄糖（glu-cose），阿拉

伯糖（arabinose），木糖（xylose），核糖（ribose），鼠李糖（rhamnose）及一未知

成分组成，其中葡萄糖和核糖的含量较少。

2. 茎叶

含酮类成分：山奈酚（kaempferol），山奈酚-7-鼠李糖甙（kaempferol-7-

rhamnoside），山奈苷（kaempferitrin），山奈酚-3-O-α-L-呋喃阿拉伯糖甙-7-

O-α-L-吡喃鼠李糖苷（daempferol-3-O-α-L-arabinopyranoside-7-O-α-L-

rhamnopyranoside）。

（二）狭叶柴胡

1. 根

含挥发油，内有：β-松油烯（β-terpinene），柠檬烯，樟烯（camphene），β-小茴

香烯（β-fenchene），胡薄荷酮，异龙脑（isoborneol），β-松油醇（β-terpineol），芳樟

醇，α-（王古）（王巴）烯（α-co-paene），葎草烯，α-金合欢烯（α-farnesene），香

橙烯（aromaden-drene），顺式的和反式的丁香烯，β-榄香烯（β-elemene），γ-及兰

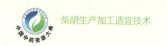

油烯（γ-muurolene），广蕾香烷（patchoulane），努特卡市民柏酮，喇叭茶醇（ledol）。又含柴胡总苷0.15%，其中柴胡皂苷a 0.05%，柴胡皂苷d微量，柴胡皂苷c 0.10%。

2. 地上部分

含黄酮类化合性：山奈酚，山奈酚-7-鼠李糖苷，槲皮素（quercetin），异槲皮素（isoquercetin），异鼠李素（isorham-netin），芸香苷（rutin），水仙苷（narcissin）。

（三）线叶柴胡

1. 根

含挥发油，内有：β-蒎烯，柠檬烯，β-侧柏烯（β-thujene），α-、β-及γ-松油醇，月桂烯，右旋葛缕酮（carvone），桃金娘醇，橙花醛（neral），正十一烷，龙脑烯（bornylene），正十三烷正十四烷（n-tetradecane），α-雪松烯（α-himachalene），α-（王古）（王巴）烯，葎草烯，反式金合欢烯（farnesene）β-榄香烯；根含柴胡皂苷a、d。

2. 种子

种子中分得：α-檀萜烯（α-santene），罗勒烯（ocimene），α-松油烯，香豆精（cormarin），龙脑（borneol），己酸牻牛儿酯（geranyl acetate），己酸香茅醇酯（cytronelly acetate）。

（四）银州柴胡

1. 根

含柴皂苷a、b_2，2-O-己醇基柴胡皂苷b_2（2-O-acetyl saikosaponin b_2）。3-O-己

酰基柴胡皂苷b$_2$（3-O-acetyl-saikosaponin b$_2$）；还含侧金盏花醇，芸香苷，异鼠李

素-3-芸香糖苷（isorhamnetin-3-O-rutnoside），α-菠菜甾醇，α-蒎菜甾醇葡萄糖苷

（α-spinasteryl-β-D-glucoside）。

（五）锥叶柴胡

1. 根

含柴胡总苷10.85%，其中柴胡皂苷a 0.25%，柴胡皂苷c 0.6%，柴胡皂苷d 0.54%。

2. 根、茎、花果

含芸香苷，槲皮素，异槲皮素，异鼠李素，水仙苷。

（六）小叶黑柴胡

根　含挥发油，内有：2-甲基环戊酮，薁（azu-lene），α-及β-蒎烯，α-及β-侧

柏烯，柠檬烯，龙脑烯，α-小茴香烯（α-fenchene），月桂烯，3-蒈烯（3-carene），

2，6-二甲基辛烷（2，6-dimethyloctane），胡薄荷酮，桃金娘醇，4-松油醇（4-ter-

pineol），牻牛儿醇，正十一烷，正十三烷，α-荜澄茄油烯，γ-荜澄茄烯，α-（王古）（王

巴）烯，荜草烯，α-金合欢烯，β-甜没药烯，β-及γ-榄香烯，十四酸；又含柴胡皂苷

a 0.35%，未检出柴胡皂苷c及d。

（七）窄竹叶柴胡

根　含挥发油，内有：2-甲基环戊酮，β-蒎烯（β-pinene），柠檬烯，3，3，5-

三甲基庚烷（3，3，5-trimethyl-heptane），反式香苇醇，桃金娘醇，α-松油醇，蓄

谋樟醇，正十一烷，α-荜澄茄油烯，荜草烯，香橙烯，广藿香烷，γ-广藿香烯

（γ-patchoulene），β-甜没药烯（β-bisabolene），努特卡扁柏酮菖蒲。又含柴胡皂苷a、c、d、b₃、b₄，3-O-己酰基柴胡皂苷（3-O-acetylsaikosaponin）a，6-O-己酰基柴胡皂苷（6-O-acetylsaidosaponin）a，3-O-己酰基柴胡皂苷（3-O-acetylsaikosaponin）d，6-O-己酰基柴胡皂苷（6-O-acetylsaikosaponin）d，大叶柴胡皂苷Ⅰ及Ⅱ，11α-甲氧基柴胡皂苷f。

（八）兴安柴胡

含柴胡总苷1.678%，其中柴胡皂苷a 0.16%，柴胡皂苷d 0.36%；还含6，7，3，8-双藁本内酯（6，7，3，8-diligustilide），顺式二羟基藁本内酯（cis-6，7-dihydroxyligustilide），娠烯醇酮（pregnenolone）。

（九）柴首

根　含挥发油，内有：2-甲基环戊酮，3-庚酮（3-heptanone），柠檬烯，3-蒈烯，2-戊基呋喃（2-pentylfuran），香荆芥酚（carvacrol），右旋葛缕酮，马鞭草烯酮（verbenone），小茴香酮，反式香苇醇，胡薄荷酮，橙花醛，正十一烷，对异丙基苯甲酸（p-isopropylbenzoic acid），5-甲基-5-己基癸烷，3-甲基十二烷（3-methyldodecane），正十四烷，α-荜澄茄油烯，γ-荜澄茄烯，β-古芸烯（β-gurfunene），α-（王古）（王巴）烯，香橙烯，顺式丁香烯，α-愈创木烯（α-guaiene），α-及β-榄香烯，γ-衣兰油烯，正十五烷（n-pentadecane），努特卡扁柏酮，喇叭茶醇，金合欢基丙酮（farnesylacetone）；又含柴胡总苷1.83%，其中柴胡皂苷a 0.30%，柴胡皂苷c 0.82%，柴胡皂苷d 0.71%。

（十）长白柴胡

1. 根

含柴胡皂苷a、b_1、b_2、c、d。

2. 空心柴胡根

含挥发油，内有：环己酮（cyclohexanone），辛醛（octanal），薁，β-蒎烯，α-及γ-松油醇，柠檬烯，月桂烯，3-莕烯，百里香酚，香荆芥酚，胡薄荷酮，异松樟酮（isopinocamphone），龙脑，异胡薄荷醇（isopulegol），薄荷酮（menthone），1,8-桉叶素（1,8-cineole），芳樟醇，橙花醇（nerol），正十一烷，α-莕澄茄油烯，γ-莕澄茄烯，α-金合欢烯，顺式和反式的丁香烯，β-芹子烯（β-selinene），β-柏木烯（β-cedrene），γ-广藿香烯（γ-patchoulene），正十五烷；又含柴胡总苷1.03%，其中柴胡皂苷a 0.48%，柴胡皂苷c 0.11%，柴胡皂苷0.44%。

（十一）小柴胡

根　含挥发油，内有：戊酸，2,6-二甲基辛烷，胡薄荷酮，α-松油醇，薄荷酮，藜芦醇（veratryl alcohol），菖蒲二烯，广藿香烷，柏木烯醇（cedrennol），α-桉叶醇（α-eudesmol），十六酸；又含柴胡总苷0.05%，其中柴胡皂苷a 0.05%，柴胡皂苷c及d均微量。

（十二）汶川柴胡

根　含挥发油，内有：2-甲基环戊酮，正庚醛（n-heptanal），4-甲基-3-庚酮（4-methyl-3-heptanone），樟烯，3-莕烯，2-戊基呋喃，胡薄荷酮，2-甲基

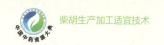

癸烷（5-methyldecane），正十一烷，对异丙基苯甲酸，正十三烷，7-甲基十三烷（7-methyltridecane），正十四烷，α-荜澄茄油烯，β-毕澄茄烯，β-古芸烯，α-（王古）（王巴）烯，葎草烯，α-金合欢烯，β-柏木烯，4，8-二甲基十三烷，2-甲基十六烷（2-methylhexadecane），六氢金合欢基丙酮，以及橙花叔醇（nerolidol）的同分异构体；又含14个皂苷成分：柴胡皂苷a、b_2、d，2-O-及-己酰基柴胡皂苷a，2-O-β-D-吡喃木糖基柴胡皂苷b_2（2-O-β-D-glucopyranosyl saikosaponin b_2），6-O-己酰基柴胡皂苷b_2（6-O-acetylsaikosaponin b_2），3，6-O，O-二己酰基柴胡皂苷b_2（3，6-O，O-diacetylsaikosaponin b_2），2-O-己酰基柴胡皂苷d（2-O-acetylsaikasaponin d），3-O-己酰基柴胡皂苷d，6-O-己酰柴胡皂苷d，16-表大叶柴胡皂苷（16-epichiku-saikoside），前柴胡皂苷元G（prosaikogenin G）。

（十三）马尔康柴胡

根　含挥发油，内有：2-甲基环戊酮，3-甲基-3-异丙基苯-5-己基癸烷，β-古芸烯，α-（王古）（王巴）烯，β-甜没药烯，4，8-二甲基十三烷。

二、柴胡的化学成分研究进展[51]

（一）皂苷类化学成分

迄今为止，已从北柴胡的根中分离得到18个皂苷类化合物，分别为柴胡皂苷v（saikosaponin v）、柴胡皂苷1（saikosaponin 1）、2″-O-乙酰柴胡皂苷b_2（2″-O-acetyl-saiko-saponin b_2）、2″-O-乙酰柴胡皂苷a（2″-O-acetyl-saikosaponin a）、柴胡皂苷

a（saikosaponin a）、柴胡皂苷d（saikosaponin d）、柴胡皂c（saikosaponin c）、柴胡皂

苷f（saikosaponin f）、柴胡皂苷b$_3$（saikosaponin b$_3$）、柴胡皂苷b$_2$（saikosaponin b$_2$）、

柴胡皂苷t（saikosaponin t）、柴胡皂苷q-1（saikosaponin q-1）、3″-O-乙酰柴胡皂苷

d（3″-O-acetyl-saikosaponin d）、3″-O-乙酰柴胡皂苷b$_2$（3″-O-acetyl-saikosaponin

b$_2$）、柴胡皂苷q-2（saikosaponin q-2）、柴胡皂苷v-2（saikosaponin v-2）、6″-O-

乙酰柴胡皂苷b（6″-O-acetyl-saikosaponin b）、6″-O-乙酰柴胡皂苷d（6″-O-acetyl-

saikosaponin d）。

（二）黄酮类化学成分

近年来从北柴胡的根中分离得到9个黄酮类化合物，分别为芦丁（rntin）、槲皮

素（qnercetin）、异鼠李素（isorhamnetin）、异鼠李素-3-O-葡萄糖苷（isorhamnetin-

3-O-glncoside）、葛根素（pnerarin）、7，4′-二羟基-异黄酮-7-O-β-D-葡萄糖

苷（7.4′-dihydroxy-isoflavone-7-O-β-D-glncoside）、柴胡色原酮酸（saikochromic

acid）、水仙苷（narcissin）、柴胡色原酮A（saikochrome A）。从其地上部分分离得到

6个黄酮类化合物，分别为山柰酚（kaempferol）、山柰酚-7-鼠李糖苷（kaempferol-

7-rhamnoside）、山柰酚-3,7-双鼠李糖苷（kaempferol-3,7-double rhamnoside）、山

柰酚-3-O-a-L-吡喃阿拉伯糖苷-7-O-a-L-吡喃鼠李糖苷（kaempferol-3-O-

a-L-arabofiuanosyl-7-O-a-L-rhamnopyranoside）、山柰酚-3-O-a-L-阿拉伯糖

苷（kaempferol-3-O-a-L-aiabinofiuanoside）、7-羟基-3，5—二甲基—色原酮

（7-hydroxy-3，5-dimethyl-chromnone）。

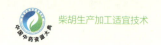

（三）挥发油类化学成分

北柴胡中含有多种挥发油类化合物，20世纪80年代初期，骥全龙等对北柴胡根挥发油化学成分进行了研究，分离出了25种挥发油成分。1990年，郭济贤采用气相色谱–质谱联用技术从北柴胡根中鉴定出20种挥发油成分。杨永健等对北柴胡根进行了色谱分析和质谱鉴定出了36个化合物。随后李秀琴等用药典法、水蒸气蒸馏、蒸馏、和超临界CO_2萃取等4种提取方法对北柴胡根进行提取，并用GC–MS对结果进行分析鉴定了64个化合物。刘玉法等对北柴胡果实的挥发油成分进行了GC–MS分析，先后共鉴定出了124个化合物。

（四）多糖类化学成分

1989年耿俊贤等将北柴胡水提液经超滤和透析分离得到柴胡多糖–柴Ⅲ–5311，用酸水解法和薄层色谱法证明柴Ⅲ–5311是由半乳糖醛酸、半乳糖、葡萄糖、阿拉伯糖、木糖、核糖、鼠李糖和一个未知成分组成，其平均分子量约为8000。张永年等总结了柴胡多糖2Ⅱb和2Ⅱc的结构和药理活性，表明二者都是由半乳糖醛酸、半乳糖、鼠李糖、阿拉伯糖等中性糖和微量的蛋白质组成，二者的分子量分别为23 000和53 000。

（五）其他类化学成分

北柴胡中除上述成分外还含有腺苷（adenosine）、尿苷（uridine）、α–菠甾醇–3–O–β–D–葡萄糖苷（α–spinastero 1–3–O–β–D–glncoside）、木糖醇（xylitol）。a–菠甾醇（α–spinasterol）。色氨酸（tryptophan）等化合物。

三、HPLC法同时测定柴胡中皂苷a和皂苷d含量

文献报道中常采用HPLC-UV或HPLC-ELSD测定这两种皂苷类成分，存在样品处理复杂、分析时间长等缺点，且ELSD受漂移管温度、气流速度等条件影响，测定过程复杂，不便推广。朱鹤云等[52]采用HPLC以不同比例乙腈水为流动相，所建立的定量分析方法分析时间短、分离效果好。

研究参照《中国药典》中柴胡供试品溶液的制备方法进行了提取，并在此基础上进行了优化处理。对比了不同超声功率和提取时间对柴胡皂苷a和柴胡皂苷d含量的提取效率，结果表明，超声功率250W、提取20分钟所得供试品中上述2种活性成分的含量最高，故本实验采用超声功率250W、提取20分钟作为柴胡中2种活性成分的提取方法。

分别考察了甲醇-0.1%磷酸水、甲醇-水、乙腈-0.1%磷酸水和乙腈-水4种流动相体系。结果表明，采用乙腈-水溶液流动相体系能够获得较好的分离效果，与文献中采用常规HPLC相比分析时间明显缩短，且药材中其他色谱峰不干扰样品的测定。

方法采用Diamonsil C_{18}柱（250mm×4.6mm，5μm）；流动相为水（A）-乙腈（B），梯度洗脱：0～30分钟，25%～65%B，平衡时间为3分钟，流速为1.0毫升/分钟，检测波长为210nm，柱温为35℃，进样量20μl。结果柴胡皂苷a与皂苷d分别在36～192mg/L（R=0.9993）和36～192mg/L（R=0.9991）浓度范围内与峰面积呈良好的线性关系。

研究建立HPLC法同时测定柴胡中柴胡皂苷a和柴胡皂苷d的含量，并应用该方法测定了6批柴胡中2种活性成分的含量。通过测定6批柴胡药材，计算柴胡皂苷a平均含量

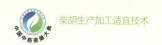

为0.31%，柴胡皂苷d平均含量为0.29%，柴胡皂苷a和柴胡皂苷d的总量为0.60%，符合《中华人民共和国药典》（2015年版）中柴胡皂苷a和柴胡皂苷d的总量不低于0.30%的规定。本研究建立的分析方法简单、快速、含量高，可用于柴胡药材的质量控制。

四、柴胡总皂苷纯化方法研究

陈勇等[53]以柴胡皂苷a和柴胡皂苷d含量为指标，考察柴胡总皂苷最佳纯化方法。方法采用正丁醇萃取、D-101及AB-8大孔吸附树脂法分离纯化柴胡总皂苷，采用HPLC法测定不同纯化方法所得的总皂苷中柴胡皂苷a和柴胡皂苷d的含量。结果表明，正丁醇萃取、D-101及AB-8大孔吸附树脂法纯化柴胡总皂苷中柴胡皂苷a+d的含量分别为5.93mg/g，5.04mg/g和10.81mg/g，柴胡皂苷a+d的重量分别为26.81mg，19.22mg和38.70mg。在本实验所用的方法中，AB-8大孔树脂法是分离精制柴胡总皂苷的最佳方法，且树脂可重复利用，具有良好的应用前景。

第二节　柴胡的现代药理研究

一、药理作用

（一）对中枢神经系统的作用

研究表明：柴胡对中枢神经系统有明显的镇静、镇痛、解热、降温作用。

1. 镇痛作用

小鼠尾基部加压实验和醋酸法实验表明：口服柴胡皂苷有显著的镇痛作用。腹腔注射北柴胡总苷对电击鼠尾法所致疼痛亦有明显的镇痛作用；但北柴胡挥发油则无镇痛作用。

2. 镇静作用

实验表明：多种柴胡制剂、从柴胡中提取得到的柴胡粗皂苷及柴胡皂苷元a等均有明显的镇静作用。小鼠口服粗制柴胡皂苷及柴胡皂苷元a有明显的镇静作用，并可延长环己巴比妥钠的催眠时间。

3. 镇咳作用

动物实验表明柴胡皂苷有较强的镇咳作用（与可待因相似，但效果较其为弱），柴胡皂苷9.1mg/kg与磷酸可待因7.6mg/kg的镇咳作用相当。豚鼠实验证明：柴胡的镇咳作用与剂量有关，当给豚鼠腹腔注射柴胡皂苷元a 50mg/kg时，三只中两只有镇咳作用，而注射100～200mg/kg时，三只全有镇咳作用。

4. 解热作用

柴胡煎剂或醇浸膏对实验性发热动物有解热作用。对三联菌苗致热的家兔，柴胡茎煎剂无解热作用；柴胡根煎剂及茎叶水蒸气蒸馏液配制成的注射剂有较好的解热作用。用5%的柴胡醇浸膏水溶液给发热家兔皮下注射2.2ml/kg（每毫升相当于生药1.1g）时有显著的解热作用，若低于此剂量则无解热作用，或略能使发热体温降低，但不能降至正常。柴胡皂苷对正常大鼠和肠伤寒、副伤寒混合菌苗致热大鼠均有解

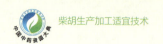

热和降低体温的作用。临床上柴胡的解热主要限于弛张热型的发热症状。柴胡皂苷元a也有显著的退热降温作用。

（二）抗炎作用

柴胡皂苷对组胺或5-羟色胺引起的血管通透性增加有抑制作用，并能制止因右旋糖酐（Dextran）或5-羟色胺或巴豆油或醋酸引起的鼠足浮肿。柴胡皂苷a和d具有抗渗出（肉芽囊法）和抗肉芽肿作用（棉球肉芽肿法）。而口服给药的强度仅为肌内注射的1/10。实验证明柴胡皂苷的抗炎强度与氢化泼尼松相似。单味柴胡及其复方也有相似的抗炎作用；柴胡抗肉芽肿增生比抗渗出作用更强。柴胡皂苷的抗炎作用是通过刺激肾上腺，促进肾上腺皮质系统功能所致。此外，柴胡皂苷对许多过程包括渗出、毛细血管通透性、致炎因子的释放、白细胞游走和结缔组织增生都有影响。

（三）抗病原体的作用

北柴胡注射液对流行性感冒病毒有强烈的抑制作用；从此种注射液馏出的油状未知成分对该病毒也有强烈的抑制作用。对结核杆菌的某一菌株亦有效，对钩端螺旋体及牛痘病毒也有抑制作用。用柴胡注射液治疗因病毒所致的人体皮肤疣，有一定疗效。从柴胡煎剂用于治疗疟疾和黑尿热取得的良好效果推断，柴胡有可能通过阻止疟原虫发育而产生杀灭作用。

（四）对消化系统的作用

1. 保肝作用

柴胡水煎液可使动物由四氯化碳所致的肝损伤、肝细胞变性和坏死程度明显减轻，血清GPT显著下降，并有使肝硬化减少，抑制纤维增生和促进纤维吸收的作用。柴胡皂苷具有促进糖原合成、促进肝细胞核的核糖核酸的合成、起强壮和治疗肝脏疾患的作用。实验表明：柴胡皂苷a用于四氯化碳引起肝损伤的小鼠，可使过氧化脂质的含量降低，肝脏中GSH含量升高，血清中GPT含量下降，肝脏中甘油三酯含量降低，提示其有保护肝细胞损伤和促进肝脏中脂质代谢作用。柴胡皂苷亦能使半乳糖胺所致的肝功能与组织损害得以恢复。

2. 利胆作用

柴胡的水浸剂与煎剂，均能使狗的胆汁总量与胆盐成分增加，而胆酸、胆红素、胆固醇的浓度均有所降低。北柴胡亦有利胆作用，以果壳的作用最强，花作用较弱。其利胆成分为所含的黄酮。

3. 对胃肠道的影响

动物实验表明：柴胡粗皂苷能明显地抑制胃液分泌，使胃蛋白酶活性减低，并且有减少溃疡系数的倾向。将柴胡皂苷注入肠内，可提高胃的pH，并抑制胃液分泌。固定水浴法所致应激性溃疡，口服粗皂苷500mg/kg有明显的预防作用，此作用可能与其中枢抑制作用有关。柴胡皂苷浓度在（1~2）× 10^{-4}U时，能兴奋离体肠平滑肌，且不为阿托品所对抗。柴胡粗皂苷浓度在3 × 10^{-6}U时，对离体豚鼠小肠能增强乙酰胆碱引起的收缩作用，但对组胺引起的收缩无任何影响，提示粗皂苷可能具有抗胆碱酯酶作用。但是，柴胡含有山奈苷的黄酮提出物对离体肠肌具有解痉作用。

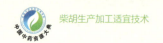
（五）对心血管系统的作用

离体蛙心及豚鼠离体心耳试验观察到柴胡皂苷浓度在（1～2）×10^{-4}U时，有抑制心肌的作用。含山奈苷的黄酮提出物则增强离体蛙心的心脏收缩幅度，但不改变其频率。柴胡粗皂苷能使大鼠血压下降、心率减慢。家兔静注柴胡黄酮水溶液则出现明显降压和心率减慢。犬静脉注射粗皂苷可出现暂时性的血压下降及心率减慢。柴胡地上部分所含的类黄酮，具有增强毛细血管的作用。此外，粗皂苷有明显的溶血作用。

（六）其他作用

临床药理观察发现，人口服柴胡颗粒剂时，小剂量对水分排泄功能低下者有显著利尿作用，大剂量则无利尿作用，并出现手、脚、面部浮肿、肩与颈部肿胀明显、胸下部压迫性钝痛等症状。柴胡皂苷d给艾氏腹水癌小鼠灌服或腹腔注射，均有抑制肿瘤生长的作用，并能明显延长动物的生存时间。

柴胡皂苷a、c、d混合物给大鼠肌注，能增加其肝切片的蛋白质生物合成；柴胡皂苷有促进禁食18小时大鼠血糖升高作用；柴胡能使人工饲以胆固醇的实验兔的胆固醇、磷脂比值升高，但对正常家兔血清胆固醇及磷脂无影响。实验表明：柴胡皂苷能抑制肾上腺素和ACTH诱导的脂库中的脂肪分解作用，亦有抑制胰岛素促进脂肪生成的作用，使血中脂肪量降低。有报告指出，柴胡皂苷a、d与皂苷元a、d均有降低血胆固醇的作用，此作用系柴胡皂苷增加胆固醇与它的代谢物从胆汁与粪便中排泄有关。

　　柴胡对免疫功能亦有一定的影响。实验表明：柴胡多糖能提高小鼠体液和细胞免疫功能，并使免疫抑制状态有一定程度的恢复。柴胡多糖给小鼠腹腔注射，可显著增加脾系数、腹腔巨噬细胞吞噬百分数、吞噬指数和流感病毒血清中的抗体滴度，但不影响脾细胞分泌溶血素，柴胡多糖对正常小鼠迟发型超敏反应无作用，但可以完全及部分恢复环磷酰胺或流感病毒对小鼠DTH反应的抑制。柴胡多糖还能明显提高刀豆素A活化的脾淋巴细胞转化率及天然杀伤细胞的活性。

　　有人对大叶柴胡和北柴胡的药理作用进行比较后指出，大叶柴胡的总皂苷和总挥发油的毒性均较北柴胡为大。北柴胡总皂苷具有解热、镇痛和消炎作用。而大叶柴胡总皂苷仅有解热作用。北柴胡挥发油具有解热、镇静和消炎作用而无镇痛作用，大叶柴胡总挥发油仅有消炎作用而无解热和镇痛作用。报告者还指出：北柴胡无致吐作用，大叶柴胡具有强烈的致吐作用，但因其煎剂不引起呕吐，而粉剂和挥发油引起呕吐，说明其致吐成分存在于挥发油中，煎煮可降低其致吐作用。[50]

二、毒性作用

　　柴胡的毒性很小，10%的柴胡浸膏水溶液鼹鼠皮下注射，其最小致死量为100mg/kg体重。柴胡粗皂苷小鼠口服半数致死量为4.7g/kg，豚鼠腹腔注射的半数致死量为53.8mg/kg。柴胡总皂苷对小鼠灌服、皮下注射及腹腔注射的半数致死量分别为4.7g/kg、1.75～1.90g/kg和70.0～112mg/kg。对豚鼠腹腔注射的半数致死量为58.3mg/kg。柴胡粗皂苷可引起大鼠溶血。

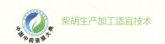
柴胡煎剂给大鼠灌服10ml/kg（6g柴胡/50ml），每周6天，共28天，其肾上腺重量增加（包括相对重量和实际重量），胸腺的重量相对降低，肝细胞质稍显粗大颗粒状。

临床应用本品，人口服柴胡粒剂小剂量（相当于生药0.6g），其中30%有轻度倦怠感和镇静、入睡好，对白天工作无影响；当服较大剂量时，其中80%可引起深睡，17%反而睡眠不安，白天出现嗜睡，工作效率明显降低。服用大剂量柴胡粒剂，能使食欲减退，并出现肠内积气显著和腹胀。亦有应用柴胡注射剂肌注引起皮肤过敏及过敏性休克的报告，其主要症状是：头痛、头晕、心慌、心悸、乏力、周身发麻、颜面潮红、荨麻疹、水肿性紫红色斑、瘙痒等，严重者头晕欲倒、冷汗、心动过缓、体温下降、呼吸困难，甚至神志不清、发绀、过敏性休克。

三、不良反应

（一）不良反应机制

柴胡中含有的粗皂苷有较强的溶血作用。柴胡挥发油能引起心率减慢，脉搏细弱。

（二）临床表现

主要为过敏性休克及急性肺水肿。表现为头晕、头痛、乏力、大汗、心悸、四肢厥冷、烦躁不安、呼吸困难，严重者血压下降，意识丧失。

（三）治疗

柴胡中毒的治疗要点为：

1. 抗过敏及对症治疗。如果为应用注射液引起的过敏，出现过敏反应后应立即

停药，给予吸氧，肌肉注射盐酸异丙嗪25mg，10%葡萄糖液500ml中加入地塞米松

5mg、葡萄糖酸钙10ml、维生素C 1.0g，口服马来酸氯苯那敏等抗过敏的药物。

2. 当出现过敏性休克时，立即注射肾上腺素，给予吸氧，静脉注射10%的葡萄

糖液500ml，加多巴胺20mg、氢化可的松100mg、地塞米松10mg、维生素C 1.0g，必

要时可肌注山莨菪碱10mg或阿托品注射液2mg。[54]

第7章

柴胡中药性能与应用

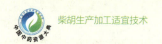

第一节　柴胡的性味与功能

一、性味与归经

（一）性味

味苦、辛，性微寒。

1.《本经》

味苦，平。

2.《别录》

微寒，无毒。

3.《日华子本草》

味甘。

（二）归经

入肝、胆经。

1.《珍珠囊》

入足少阳胆经、足厥阴肝经、手少阳三焦经、手厥阴经心包络。

2.《本草再新》

入心、肝、脾三经。

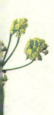

二、功能与主治

柴胡具有和解表里，疏肝解郁，升阳举陷的功能。主治寒热往来，胸满胁痛，口苦耳聋，头痛目眩，疟疾，下痢脱肛，月经不调，子宫下垂等病症。

1.《本经》

主心腹肠胃中结气，饮食积聚，寒热邪气，推陈致新。

2.《别录》

除伤寒心下烦热，诸痰热结实，胸中邪逆，五藏间游气，大肠停积，水胀，及湿痹拘挛。亦可作浴汤。

3.《药性论》

治热劳骨节烦疼，热气，肩背疼痛，宣畅血气，劳乏羸瘦；主下气消食，主时疾内外热不解，单煮服。

4.《千金方》

苗汁治耳聋，灌耳中。

5.《四声本草》

主痰澜、胸胁中痞。

6.《日华子本草》

补五劳七伤，除烦止惊，益气力，消痰止嗽，润心肺，添精补髓，天行温疾热狂乏绝，胸胁气满，健忘。

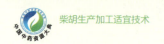

7.《珍珠囊》

去往来寒热，胆痹，非柴胡梢子不能除。

8.《医学启源》

除虚劳烦热，解散肌热，去早晨潮热。

9.《滇南本草》

伤寒发汗解表要药，退六经邪热往来，痹痿，除肝家邪热、痨热，行肝经逆结之气，止左胁肝气疼痛，治妇人血热烧经，能调月经。发汗用嫩蕊，治虚热、调经用根。

10.《纲目》

治阳气下陷，平肝、胆、三焦、包络相火，及头痛、眩晕，目昏、赤痛障翳，耳聋鸣，诸疟，及肥气寒热，妇人热入血室，经水不调，小儿痘疹余热，五疳羸热。

三、用法与用量

内服：煎汤3～10g；或入丸、散。

四、注意事项

真阴亏损，肝阳上升者忌服。

1.《本草经集注》

半夏为之使。恶皂荚。畏女菀、藜芦。

2.《医学入门》

元气下绝，阴火多汗者，误服必死。

3.《本草经疏》

病人虚而气升者忌之，呕吐及阴虚火炽炎上者，法所同忌。疟非少阳经者勿食。

五、各家论述

1.《本草衍义》

柴胡《本经》并无一字治劳，今人治劳方中，鲜有不用者，尝原病劳，有一种真藏虚损，复受邪热；邪因虚而致劳，故曰劳者牢也。当须斟酌用之。如《经验方》中治劳热，青蒿煎丸，用柴胡正合宜耳。服之无不效。热去即须急已，若或无热，得此愈甚。《日华子》又谓补五劳七伤，《药性论》亦谓治劳乏羸瘦，若此等病，苟无实热，医者执而用之，不死何待！如张仲景治寒热往来如疟状用柴胡汤，正合其宜。

2.《医学启源》

柴胡，少阳、厥阴引经药也。妇人产前产后必用之药也。善除本经头痛，非此药不能止。治心下痞、胸膈中痛。引胃气上升，以发散表热。

3.《内外伤辨惑论》

柴胡泻肝火，须用黄连佐之。欲上升则用根，酒浸；欲中及下降，则生用梢。又治疮疡瘰疬之在左。十二经疮药中，须用以散诸经血结气聚，功用与连翘同。

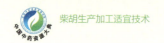

4.《滇南本草》

伤寒发汗用柴胡，至四日后方可用；若用在先，阳症引入阴经，当忌用。

5.《本草纲目》

劳有五劳，病在五脏。若劳在肝、胆、心及包络有热，或少阳经寒热者，则柴胡乃手足厥阴、少阳必用之药；劳在脾胃有热，或阳气下陷，则柴胡乃引清气、退热必用之药；惟劳有肺、肾者，不用可尔。然东垣李氏言诸有热者宜加之，无热则不加。又言诸经之疟，皆以柴胡为君；十二经疮疽，须用柴胡以散结聚。则有肺疟、肾疟、十二经之疮，有热者皆可用之矣。但要用者精思病原，加减佐使可也。

6.《本草经疏》

柴胡，为少阳经表药。主心腹肠胃中结气，饮食积聚，寒热邪气，推陈致新，除伤寒心下烦热者，足少阳胆也。胆为清净之府，无出无入，不可汗，不可吐，不可下，其经在半表半里，故法从和解，小柴胡汤之属是也。其性升而散，属阳，故能达表散邪也。邪结由心下烦热，邪散则烦热自解。阳气下陷，则为饮食积聚，阳升则清气上行，脾胃之气行阳道，则饮食积聚自消散矣。诸痰热结实，胸中邪逆，五脏间游气者，少阳实热之邪所生病也。柴胡苦平而微寒，能除热散结而解表，故能愈以上诸病。大肠停积，水胀，及湿痹拘挛者，柴胡为风药，风能胜湿故也。按今柴胡有二种，一种色白黄而大者，名银柴胡，专用治劳热骨蒸；色微黑而细者，用以解表发散。《本经》并无二种之说，功用亦无分别，但云银州者为最，则知其优于发散，而非治虚热之药明矣。

7.《本草汇言》

银柴胡、北柴胡、软柴胡，气味虽皆苦寒，而俱入少阳、厥阴，然又有别也。银柴胡清热，治阴虚内热也；北柴胡清热，治伤寒邪热也；软柴胡清热，治肝热骨蒸也。其出处生成不同，其形色长短黑白不同，其功用内外两伤主治不同，前人混称一物，漫无分理。《日华子》所谓补五劳七伤，治久热羸瘦，与《经验方》治劳热，青蒿煎丸少佐柴胡，言银柴胡也。《衍义》云，《本经》并无一字治劳，而治劳方中用之，鲜有不误者，言北柴胡也。然又有真藏虚损，原因肝郁血闭成劳，虚因郁致，热由郁成，软柴胡亦可相机而用。如《伤寒》方有大、小柴胡汤，仲景氏用北柴胡也。脾虚劳倦，用补中益气汤，妇人肝郁劳弱，用逍遥散、青蒿煎丸少佐柴胡，俱指软柴胡也。业医者当明辨而分治可也。

8.《本草正》

柴胡，用此者用其凉散，平肝之热。其性凉，故解寒热往来，肌表潮热，肝胆火炎，胸胁痛结，兼治疮疡，血室受热；其性散，故主伤寒邪热未解，温病热盛，少阳头痛，肝经郁证。总之，邪实者可用，真虚者当酌其宜，虽引清气上升，然升中有散，中虚者不可散，虚热者不可寒，岂容误哉？

9.《药品化义》

柴胡，性轻清，主升散，味微苦，主疏肝。若多用二三钱，能祛散肌表。属足少阳胆经药，治寒热往来，疗疟疾，除潮热。若少用三四分，能升提下陷，佐补中益气汤，提元气而左旋，升达参芪以补中气。凡三焦胆热，或偏头风，或耳内生疮，或潮

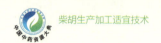

热胆痹，或两胁刺痛，用柴胡清肝散以疏肝胆之气，诸症悉愈。凡肝脾血虚，骨蒸发热，用逍遥散，以此同白芍抑肝散火，恐柴胡性凉，制以酒拌，领入血分，以清抑郁之气，而血虚之热自退。若真脏亏损，易于外感，复受邪热，或阴虚劳怯致身发热者，以此佐滋阴降火汤除热甚效。所谓内热用黄芩，外热用柴胡，为和解要剂。

10.《本草崇原》

柴胡，乃从太阴地土、阳明中土而外达于太阳之药也，故仲祖《卒病论》言伤寒中风不从表解，太阳之气逆于中土，不能枢转外出，则用小柴胡汤达太阳之气于肌表，是柴胡并非少阳主药。后人有病在太阳而用柴胡，则引邪入于少阳之说，此无稽之言。

11.《本经逢原》

柴胡，小儿五疳羸热，诸疟寒热，咸宜用之。痘疹见点后有寒热，或胁下疼热，于透表药内用之，不使热留少阳经中，则将来无咬牙之患。

12.《本草经解》

柴胡，其主心腹肠胃中结气者，心腹肠胃，五藏六府也，藏府共十二经，凡十一藏皆取决于胆，柴胡轻清，升达胆气，胆气条达，则十一藏从之宣化，故心腹肠胃中，凡有结气，皆能散之也。其主饮食积聚者，盖饮食入胃，散精于肝，肝之疏散，又借少阳胆为生发之主也，柴胡升达胆气，则肝能散精，而饮食积聚自下矣。少阳经行半表半里，少阳受邪，邪并于阴则寒，邪并于阳则热，柴胡和解少阳，故主寒热之邪气也。

13.《神农本草经百种录》

柴胡，肠胃之药也。观《经》中所言治效，皆主肠胃，以其气味轻清，能于顽土中疏理滞气，故其功如此。天下惟木能疏土，前人皆指为少阳之药，是知末，而未知其本也。

14.《本草求真》

柴胡能治五痨，必其诸脏诸腑，其痨挟有实热者，暂可用其解散（实热是外邪内郁而实）。真虚而挟实热，亦当酌其所宜。虽引清阳之气左旋上行，然升中有散，若无归、耆同投，其散滋甚。虚热不可寒，血衰火毒者不可燥，岂容误哉？兼之性滑善通，凡溏泄大便者，当善用之。

15.《药征》

《本草纲目》柴胡部中，往往以往来寒热为其主治也。夫世所谓疟疾，其寒热往来也剧矣，而有用柴胡而治也者，亦有不治也者。于是质之仲氏之书，其用柴胡也，无不有胸胁苦满之证。今乃施诸胸胁苦满，而寒热往来者，其应犹响之于声，非直疟也，百疾皆然。无胸胁苦满证者，则用之无效焉。然则柴胡之所主治，不在彼而在此。

16.《重庆堂随笔》

柴胡为正伤寒要药，不可以概治温热诸感；为少阳疟主药，不可以概治他经诸疟；为妇科妙药，不可以概治阴虚阳越之体，用者审之。

17.《本草正义》

柴胡味苦，而专主邪热，故《名医别录》称其微寒。然香气馥郁，而体质轻

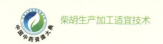

清，气味俱薄，故与其他之苦寒泄降者，性情功用，大是不同。《本经》《别录》主治，多属肠胃中饮食痰水停滞积聚之症，则诸般积聚，皆由于中气无权，不能宣布使然。柴胡能振举其清阳，则大气斡旋，而积滞自化。其治外邪寒热之病，则必寒热往来，邪气已渐入于里，不在肌表，非仅散表诸药所能透达，则以柴胡之气味轻清芳香疏泄者，引而举之以祛邪，仍自表分而解，故柴胡亦为解表之药，而与麻、桂、荆、防等专主肌表者有别。且柴胡证之呕逆及胸痞痛诸症，固皆肝胆木邪横逆为患，乃以柴胡之升腾疏泄者治之，既非镇摄之品，何以能制刚木之横？则以病由外来之邪所乘，肝胆之阳，遏抑不得宣布，失其条达之本性，因而攻动恣肆。柴胡能疏泄外邪，则邪气解而肝胆之气亦舒，木既畅茂，斯诸证自已。乃或又因此而谓柴胡能平肝胆之横，凡遇木火上凌，如头痛耳胀、眩晕呕逆、胁肋胀痛等症，不辨是郁非郁，概投柴胡，愈以助其鸱张，是为教猱升木，则又毫厘之差，千里之谬矣。甄权《药性论》谓，治热劳骨节烦疼，虚乏羸瘦，盖亦指脾气不振，清阳陷入阴分者言之，故下文更有宣畅气血四字。明谓此是气血不畅，用柴胡以振举其清气，则气血自能宣畅，且可透泄其热，斯为热劳羸瘦之正治。初非谓劳瘵既成之后，血液耗竭，灼热将枯，而亦以柴胡升散之也。乃后人不知辨别，竟误以为劳瘵通治之良方。

六、附注

1. 南柴胡主产于我国南方四川、湖北、江苏等地，其中产四川者名川柴胡。

因其根与北柴胡相比较细，多弯曲不直，质地较软，而称为细柴胡、软柴胡。有些地区仅以根入药，其表面呈棕红色，又称红柴胡。一般认为，南柴胡偏于疏肝解郁，常用于因郁致热的内伤杂证，如逍遥散等采用本品为宜。如春季采收南柴胡之幼嫩全株（商品名芽胡）入药者，称为春柴胡。其功效与南柴胡相似，但此类嫩苗香气馥郁，体质轻清，气味俱薄，得春时生发之气，疏泄力强，尤擅于条达肝脏。

2．北柴胡主产于辽宁、甘肃、河北、河南等北方地区。与南柴胡相比，其根头膨大，少弯曲而质较坚韧，不易折断，故称硬柴胡。因其惟根入药，常于秋季采集，又有秋柴胡之名。通常认为其和解退热之功比较显著，且以生者为佳，多用于外感热病。《本草汇言》云："如《伤寒》方有大、小柴胡汤，仲景氏用北柴胡也。"

3．因炮制方法不同，本品在应用时又有炒柴胡、醋柴胡、鳖血柴胡之分。炒柴胡系柴胡生药片清炒（或用陈酒拌炒，亦有用麸皮拌炒）至微焦为度入药者。炒后可避其凉性，而增升举清阳之效，如补中益气汤治疗中气下陷或阳虚外感时，应选用本品。

醋柴胡系柴胡生药片加醋拌匀，用文火炒至醋吸尽放凉入药者。柴胡经醋制后独入肝经，增强舒肝和血、止痛之功，对肝郁气滞兼有血淤者多可采用本品。

鳖血柴胡系生药片经稀释之鳖血拌匀，用文火微炒至干入药者。柴胡得鳖血柔润之性，可防其劫肝阴之弊，古谓能养阴制疟、消痞块；后世认为用其治肝郁而阴亏之证尤为适宜。[52]

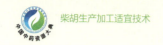

第二节　中医临床应用

一、配伍效用

1. 柴胡配伍白术

柴胡疏肝解郁；白术益气健脾。二者伍用，疏肝补脾，可治疗肝郁脾虚之胸胁作痛、神疲食少者。

2. 柴胡配伍葛根

柴胡轻清上升，和解表里，长于疏散少阳半表半里之邪；葛根轻扬升散，走阳明之表，善解肌退热、透发斑疹。二者相须为用，其解肌退热、透邪外达之功效更著，用于治疗外感表证，逐渐入里化热之发热、头痛、身痛、咽喉疼痛、项背强等症以及风疹、麻疹等证见发热不退者。

3. 柴胡配伍黄芩

柴胡味苦辛而性微寒，轻清升散，入肝胆经，善于疏泄少阳（半表半里）之邪热，有疏散退热之效；黄芩苦寒，功善清解少阳之里热，亦可燥湿泻火解毒。二药合用，解表清里，共奏和解少阳、疏泄肝胆郁热之功效，用于治疗邪在少阳之口苦咽干、寒热往来、胸胁苦满、食欲不振诸症。

4. 柴胡配伍人参、黄芪

柴胡升阳举陷，人参大补元气而健脾；黄芪益气升阳而健脾。三药合用，则益气升提、标本兼治，可治疗气虚所引起之气短懒言、倦怠乏力、内脏下垂等症。

5. 柴胡配伍升麻

二者均能升清阳而举陷。但柴胡主升少阳清气；升麻主升阳明清气。二药常相须为用，其升清举陷之功效更著，用于治疗因气虚下陷而致脱肛、子宫脱垂、胃下垂；清阳下陷之泄泻等病症。

6. 柴胡配伍生麦芽

柴胡疏肝解郁、升阳举陷；麦芽消食和中、疏肝化滞。柴胡得生麦芽，则其调肝之功更强。二药伍用，共奏疏肝解郁、补肾运脾之功效，用于治疗肝郁不孕诸症，如月经先后不定期、经量或多或少、胸胁胀痛、久不受孕等。

7. 柴胡配伍香附

二者均为疏肝补脾之良药，常相须为用，治疗肝郁胁肋胀痛之症。

8. 柴胡配伍枳实

柴胡辛散升阳，疏肝解郁；枳实苦泄沉降，下气消痞、除痰消积。二者合用，共奏疏肝理脾、调畅气机、通阳达郁之功效，用于治疗肝脾失和、气机不调之胸胁胀满、积食难消、腹痛泻下以及肝郁而致四肢厥逆者。[50]

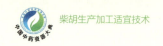
二、方剂应用[55]

（一）和解退热作用

1. 小柴胡汤

由柴胡、黄芩、生姜、半夏、人参、甘草、大枣组成，是张仲景《伤寒论》中治疗少阳伤寒的主方，为和解退热之剂。杜位良等用小柴胡汤治疗胆石症、胆囊炎、慢性胃炎、急慢性肾盂肾炎、慢性支气管炎、急慢性胰腺炎、癌性发热等，以及妇科之经、带、胎、产疾病，运用小柴胡汤加减，屡获良效。张艳众等研究用小柴胡汤可治疗慢性肝炎、抑制肝纤维化、对酒精性肝损伤的防护作用以及预防肝癌。临床上还用小柴胡汤治疗支气管炎、肋骨炎、扁桃体炎、中耳炎、颈部淋巴腺炎以及慢性肝炎和慢性肾炎。

2. 大柴胡汤

由柴胡、黄芩、芍药、半夏、生姜、枳实、大枣、大黄组成，来源于《金匮要略》，是由小柴胡汤与小承气汤两方加减而成，是和解为主与泻下并用的方剂，主治少阳、阳明同病。临床以往来寒热，胸胁苦满、心下满痛、呕吐、苔黄、脉弦数有力为证治要点。

3. 柴胡桂枝汤

由柴胡、桂枝、芍药、黄芩、人参、甘草、半夏、大枣、生姜组成。本证型属于太阳、少阳同赢《伤寒论》中用于"伤寒六七日，发热微恶寒，肢节烦疼，微呕，心下支结，外症来去者。"阮孟选在临床方面用柴胡桂枝汤治疗感冒、呼吸道感染、消化道炎症、女性更年期综合征、慢性耳鸣、冠心病、癫、神经疼痛、肿瘤等并取得良好疗效。

4. 柴葛解肌汤

由柴胡、葛根、甘草、黄芩、羌活、白芷、芍药、桔梗、生石膏、生姜、大枣组成，来源于《伤寒六书》，治疗少阳证兼阳阴证。其主治为风瘟、斑疹，外有表邪，内有里热之证。陈聪等研究发现柴胡、葛根在解热、抗自由基损伤等方面表现出明显的配伍优势，其最佳配伍比例为柴胡葛根（4∶5）。

5. 荆防败毒散

由柴胡、羌活、前胡、枳壳、茯苓、荆芥、防风、桔梗、川芎、甘草组成，来源于《摄生众妙方》，是由人参败毒散去人参，加荆芥、防风而成。临床多用于恶寒发热、咳嗽等外感表寒症。

（二）疏肝解郁作用

肝郁证以情志不畅为主要表现，证候特征表现为：①情志方面表现为情绪抑郁、闷闷不乐，善叹息或烦躁易怒。②肝经气滞方面表现为胸胁、乳房、少腹胀痛等。由于柴胡能升发阳气，条达气机，故能疏肝解郁，疏气调经。

1. 逍遥散

由柴胡、当归、茯苓、白芍、白术、甘草、生姜、薄荷组成，来源于《太平惠民和剂局方》，为疏肝解郁的主方。本方是小柴胡汤加减化裁而来，以柴胡疏肝解郁，当

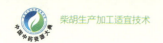

归、白芍养血和肝，白术、茯苓、甘草健脾和胃，薄荷协助柴胡升散醒脾和气。

2. 四逆散

由柴胡、白芍、枳实、甘草组成，该方在《伤寒论》中治"少阴病，四逆"。张国骏等研究四逆散发现其具有保护肝细胞的作用。

3. 柴胡疏肝散

由柴胡、陈皮、川芎、香附、枳壳、白芍、甘草组成，来源于《景岳全书》，是由四逆散去枳实，加香附、陈皮、枳壳、川芎而成。

4. 定经汤

由柴胡、菟丝子、白芍、当归、熟地、山药、茯苓、荆芥组成，来源于《傅青主女科》卷上，是治疗肝、脾、肾三脏功能失调所引起的月经紊乱的常用方剂。

路亚娥等自拟郁柴茯神汤（郁金、柴胡、茯神、酸枣仁、柏子仁、远志、党参、黄芪、当归、五味子、夜交藤、龙骨等）治疗肝郁脾虚、心气不足型失眠症有较好的疗效。李朝霞等就柴胡类方治疗抑郁症常用的加味药物进行统计分析，发现柴胡类治疗抑郁症是以理气药与安神药为框架，据临床病理变化酌情配伍。

（三）升举阳气作用

人体的气血、阴阳相互依存。在补气时常配合升阳的药物，以促进其气化作用，使之更好地发挥补气的功能。

1. 补中益气汤

由黄芪、柴胡、甘草、人参、当归、陈皮、升麻、白术组成，来源于《脾胃论》，为补气升阳、甘温除热的代表方。主治气虚发热、脱肛、久泄久痢，久病体虚、子宫下坠，胃下垂等。叶蜀晖运用此方不但治疗许多消化系统病症，如泄泻、便血、呕吐、嗳气、呃逆、便秘等，而且还循论遵方，随症加减，治疗因劳倦内伤、中虚气馁所致其他系统杂症，颇具效验。

2. 升阳益胃汤

由黄芪、柴胡、半夏、人参、甘草、独活、防风、白芍、羌活、陈皮、茯苓、泽泻、白术、黄连组成，来源于《内外伤辨惑论》，具有升腾阳气、增强脾胃运化的功能。

3. 升陷汤

由黄芪、柴胡、知母、桔梗、升麻组成，来源于《医学衷中参西录》，主治胸中大气下陷之证。

（四）升散除湿作用

柴胡能升发疏调，不但升阳益胃，助运举中且能升散中焦湿浊，化湿而为津液，又能止带。如《傅青主女科》中著名方剂完带汤（由白术、山药、人参、白芍、车前子、苍术、甘草、陈皮、柴胡、荆芥穗组成），是治疗白带的主要方剂。

（五）其他作用

柴胡适于退热截疟，为治疗疟疾、寒热的常用品，常与黄芩、常山、草果等同用；柴胡加龙骨牡蛎汤，多用于强烈神经兴奋、心悸、不眠、头痛、眼花等，以及神经疾病、神经性心悸亢进症、高血压等。临床还用柴胡桂枝汤治疗癫，效果良好。杨应战采用柴胡疏肝散加味（柴胡、山楂、陈皮、青皮、郁金、川芎、当归、生首

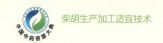
乌、香附、白芍、丹参、虎杖等）治疗高脂血症，疗效确切。

三、临床应用[52]

（1）治伤寒五、六日，中风，往来寒热，胸胁苦满，不欲食，心烦喜呕，或渴，或腹中痛，或胁下痞硬，或心下悸，小便不利，或不渴、身有微热，或咳者。

柴胡半斤，黄芩三两，人参三两，半夏半斤（洗），甘草（炙）、生姜各三两（切），大枣十二枚（擘）。上七味，以水一斗二升，煮取六升，去渣，再煎取三升，温服一升，日三服。（《伤寒论》小柴胡汤）

（2）治邪入经络，体瘦肌热，推陈致新；解利伤寒、时疾，中暍伏暑。

柴胡四两（洗，去苗），甘草一两（炙）。上细末。每服二钱，水一盏，同煎至八分，食后热服。（《本草方》柴胡散）

（3）治外感风寒，发热恶寒，头疼身痛；疟疾初起。

柴胡一至三钱，防风一钱，陈皮一钱半，芍药二钱，甘草一钱，生姜三、五片。水一盅半，煎七、八分，热服。（《景岳全书》正柴胡饮）

（4）治肝气，左胁痛。

柴胡、陈皮各一钱二分，赤芍、枳壳、醋炒香附各一钱，炙甘草五分。（《医医偶录》柴胡疏肝饮）

（5）治肝经郁火，内伤胁痛。

柴胡、黄芩、山栀、青皮、白芍、枳壳。（《症因脉治》柴胡清肝饮）

（6）治血虚劳倦，五心烦热，肢体疼痛，头目昏重，心忪颊赤，口燥咽干，发热盗汗，减食嗜卧，及血热相搏，月水不调，脐腹胀痛，寒热如疟；又疗室女血弱阴虚，荣卫不和，痰嗽潮热，肌体羸瘦，渐成骨蒸。

甘草半两（炙微赤），当归（去苗，锉，微炒）、茯苓（去皮，白者）、白芍、白术、柴胡（去苗）各一两。上为粗末。每服二钱，水一大盏，煨生姜一块切破，薄荷少许，同煎至七分，去渣热服，不拘时候。（《太平惠民和剂局方》逍遥散）

（7）治盗汗往来寒热。

柴胡（去苗）、胡黄连等分。为末，炼蜜和膏，丸鸡头子大。每一、二丸，用酒少许化开，入水五分，重汤煮二三十沸，放温服，无时。（《小儿卫生总微论方》柴胡黄连膏）

（8）治荣卫不顺，体热盗汗，盘骨疼痛，多困少力，饮食进退。

柴胡二两，鳖甲二两，甘草、知母各一两，秦艽一两半。上五味杵为末。每服二钱，水八分，枣二枚，煎六分，热服（《博济方》柴胡散）

（9）治黄疸。

柴胡一两（去苗），甘草一分。上都细锉作一剂，以水一碗，白茅根一握，同煎至七分，绞去渣，任意时服，一日尽。（《传家秘宝方》）

（10）治肝黄。

柴胡一两（去苗），甘草半两（炙微赤，锉），决明子、车前子、羚羊角屑各半两。上药捣筛为散。每服三钱，以水一中盏，煎至五分，去渣，不计时候温服。

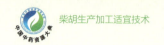

（《太平圣惠方》柴胡散）

（11）治积热下痢。

柴胡、黄芩等分。半酒半水，煎七分，浸冷，空心服之。（《济急仙方》）

四、小议柴胡

柴胡是一味常用的中药，临床上使用很广泛，涉及中医各科领域。柴胡味苦辛平，入心包、肝、三焦、胆经。具有轻清、升散、疏泄的特点。有透表退热，疏肝解郁，升举阳气，截疟的功效。用治感冒发热，寒热往来，疟疾，黄疸，头痛目赤，耳聋口苦，肝气郁结，胸胁胀痛，月经不调，气虚下陷，久泻脱肛，子宫下垂等病。为了更进一步了解柴胡，从以下四个方面议议。[56]

（一）柴胡产地不同，其药理作用有异

《本草汇言》："银柴胡、北柴胡、软柴胡，气味虽皆苦寒，而俱入少阳、厥阴，然又有别也。银柴胡清热，治阴虚内热也；北柴胡清热，治伤寒邪热也；软柴胡清热，治肝热骨蒸也。其出处生成不同，其形色长短黑白不同，其功用内外两伤主治不同。"由于柴胡生长的地方不同，形态不同，名也不同。据文献记载，有狭叶柴胡、兴安柴胡、大叶柴胡、长颈柴胡、膜缘柴胡、小柴胡、竹柴胡、金黄柴胡、多脉柴胡等。以长江为界，长江以北，产于辽宁、甘肃、河北、河南、陕西、内蒙古、山东等地的柴胡，称为北柴胡，又名硬柴胡，秋柴胡。长江以南，产于湖北、江苏、四川、云南、贵州等地的柴胡称为南柴胡，又名软柴胡，春柴胡，细柴胡，香柴胡。

而其幼苗，称为嫩柴胡。

北柴胡清热解表之力偏强，南柴胡疏肝解郁之力偏强，嫩柴胡升举阳气之力偏优。为了提高疗效，不同炮制加工，其药理作用也不同。用醋拌匀，文火炒后晒干，治慢性肝病；用鳖血拌匀闷润，文火炒，晒干，治晚期肝硬化；用白酒拌匀闷，炒晾干，治虚热病症。而《滇南本草》还有"发汗用嫩蕊，治虚热，调经用根"之说。

（二）柴胡剂量大小不同，其功效亦不同

《药品化义》："柴胡性轻清，主升散，味微苦，主疏泄，若用二、三钱，能祛散肌表……若少用三、四分，能升提下陷。"《本草正义》："柴胡升举，亦非所宜，惟必审知其为脾阳不振，中气下陷，则东垣之补中益气之方，乃堪采用。然升、柴升清，特其少之辅佐品耳。"因此，李东垣的补中益气汤中的柴胡用量不过3g，为佐使之用。古代医学家，运用柴胡完全是根据不同疾病，配伍时调整柴胡的剂量。《伤寒论》中的大小柴胡汤剂量偏大，为君药，均在半斤。而《和剂局方》之逍遥散中的柴胡剂量一般在5～6g。

现代医学家蒲辅周大师，用柴胡疏肝理气剂量为一钱。而刘奉五前辈用柴胡祛邪解表为9～12g，解郁升阳为3～5g。罗元恺前辈善用柴胡，用于退热，发汗解表，用15～18g；用于疏肝解郁，调经剂量偏小，适中为6g左右；用于升举阳气，剂量宜轻，宜小，一般不超过3g。他说："有的人用柴胡，不管什么病配什么方中，概用9～12g，不符合中医辨证用药原则。"

古法多为：清热解表，谓之三钱；疏肝理气，谓之不过钱半；而升举阳气，谓

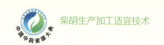

之三分左右。在临床中，笔者亦遵照此法，疗效也很好。

（三）柴胡的配伍应用

柴胡在临床应用，涉及内、外、妇、儿、五官、传染病、精神神经等各科，使用很广泛。大柴胡汤用于实证的急腹症、急性胆囊炎、胆石症、急性阑尾炎、溃疡病、急性穿孔缓解后、急性胰腺炎、腹腔感染等。小柴胡汤用治往来寒热，胸胁苦满之少阳病，为和解少阳的代表方。明代张景岳之《景岳全书》记载很多用柴胡配伍的方剂。有一柴胡饮、二柴胡饮、三柴胡饮、四柴胡饮、五柴胡饮、柴胡四物汤、柴胡石膏汤、柴胡茵陈五苓散、柴芩汤、柴归饮、柴胡桂枝汤、加减小柴胡汤等，有数十张方剂。

现在临床上除常用古方化裁，演变加减外，还常配伍葛根、羌活则发汗解表；配伍黄芩青蒿则透表泄热；配伍常山、草果则截疟退热；配伍香附、郁金则疏肝解郁；配伍党参、黄芪、升麻则升举阳气；配伍健脾药则升高血压；配伍黄芩则降血压等。不管何种配方，始终抓住柴胡的药理作用，发挥其特点，更好地提高治病疗效。

（四）柴胡劫阴之异

柴胡是否劫肝阴之说，历来有争议。有的人认为柴胡无劫肝阴，有的人认为柴胡有劫肝阴。本着百家争鸣之精神，也谈谈劫肝阴，认为有劫肝阴之嫌。

古人云真阴亏损，肝阳上升者，忌服。《本草正》："柴胡之性，善泄善散，所以大能走汗，大能泄气，断非滋补之物。凡病阴虚水亏，而孤阳劳热者，不可再损营气，盖未有用而不泄营气者，未有动汗不伤营血者。营即阴也，阴既虚矣，尚堪再损其阴否。"古人在应用柴胡，始终注意到柴胡具有轻清、升散和疏泄两个方面的作用。肝脏的生理功能谓之体阴用阳，既要保护肝脏的阴血不受到耗损，又要充分发挥柴胡的药理作用，达到治病的目的，两者都要兼顾。《重庆堂随笔》在评论柴胡时说："柴胡为妇科妙药，但不可概治阴虚阳越之体。"因此临床上常用柴胡疏肝解郁时，配伍芍药酸收柔润，可解除柴胡升散疏泄耗损阴血的不利，达到疏柔相济，动静结合，也是阴阳配伍法。所以《太平惠民和剂局方》之逍遥散，应用柴胡轻清升散，疏肝解郁，配伍白芍养血活血以涵肝体，两药合用，疏肝解郁而不伤肝阴。

曾阅读柴胡无窃阴一文，文中列举了治疗慢性胃炎，用柴胡疏肝散加减获得满意疗效。但是医案中配伍了黄精、沙参、枸杞子等滋养气阴之品，其意虽为防香燥耗气伤阴之嫌，很难说明无窃阴。柴胡究竟有无劫肝阴，关键在于劫肝阴的客观标准。因劫肝阴是在无形之中进行，而不是在有形可见之中发生。柴胡虚实之证都可使用，实证多为清热解表截疟，劫阴之说是否不重要。然而虚证，阴血亏损，就不一样了，还是不能再耗损阴血为妙。只要我们遵循中医药学的理论知识，按照辨证施治的原则，就可以避免一些不该发生的事情。并建议有条件的单位，应用现代高科技技术，对劫肝阴之说，做实质性探讨。

五、柴胡临床应用体会

柴胡为伞形科多年生草本植物柴胡（北柴胡）和狭叶柴胡（南柴胡）的根或全草，春秋两季采挖，晒干，切短节备用。柴胡是临床常用的发散风热药之一，品种较多，产地遍于南北各省。由于各地所应用的柴胡品种不同，临床上用药的习惯不

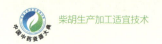

一，各种柴胡的采收季节与入药部分有所区别。因此，多种柴胡的功能虽有共同性也有其特殊性。历代文献关于柴胡的品种、功能、主治的记述，有较大的出入，后世对柴胡临床应用的效用也不一致。本文所述，是临床应用的初步小结。[57]

（一）柴胡的品种和用药情况

目前国内习用的柴胡，主要分南柴胡、北柴胡两大类。

1. 品种及入药部分

南柴胡类中包括软柴胡、川柴胡、红柴胡3种，原植物名狭叶柴胡，主产于江苏、安徽、四川等地，入药以带根的全草为主。北柴胡又称硬柴胡，原植物名长茎柴胡，主产于陕西、甘肃、河南等地，入药以根部为主。

2. 用药习惯

全国大多数地区，以用北柴胡为主。各地药店虽备有各类柴胡，但处方单写柴胡者，即付给北柴胡，炮制（如醋炒、酒炒）均以北柴胡加工；丸、散修合（如逍遥丸、补中益气丸、鳖甲煎丸等）亦用北柴胡。江浙两省习用南柴胡。如处方只写柴胡，即付南柴胡类的软柴胡，炮制及丸散修合，均用软柴胡。

3. 处方应用

根据《上海市中药饮片炮制规范》规定：

（1）处方写柴胡、软柴胡、细柴胡者，概付软柴胡。

（2）处方写川柴胡、竹叶柴胡者，概付川柴胡。

（3）处方写北柴胡、硬柴胡者，概付北柴胡。

此外，临床上所用的"银柴胡"属石竹科，为多年生草本植物石头花繁缕银柴胡的根，主产于西北及内蒙古等地，秋后茎叶枯萎至立春植株萌发时采挖，入药以根部为主。它和"柴胡"非同一科属的植物，切不可混用。银柴胡性味甘寒，归肝、胃经，功专退虚热、清疳热，常用于阴虚发热、骨蒸劳热及小儿疳热。

（二）柴胡性能的共同点和不同点

南、北柴胡同属伞形科植物，其有效成分有相同之点，但由于品种、产地、入药部分等的不同，因此也有特殊性的一面。在历代文献复习中和临床实践方面，都有这样体会，初步归纳于下。

1. 南、北柴胡的共同点

（1）疏邪退热　主少阳病邪在半表半里的寒热往来，胸胁苦满、心烦喜呕等证。

（2）疏肝解郁　主肝气郁结而见的头晕、目眩、耳鸣、胸胁胀痛及月经不调等证。

（3）升举阳气　主气虚下陷所致的气短、倦怠及脏器下垂等证。

2. 南、北柴胡功能的特殊性

（1）南柴胡长于升阳散邪，疏肝解郁，气味俱轻，外感在表在上兼清阳下陷者用之最宜。

（2）北柴胡长于解热泄下，推陈致新，对饮食积聚及痰热结实有良好的疏导和解效用。笔者通过临床应用体会到其疏导邪气、解表退热的作用优于南柴胡，故邪在半表半里及有肠胃积滞见证者，用之最宜。

（3）南、北柴胡和银柴胡的不同点　银柴胡味甘微寒，主劳热骨蒸，清疳热，

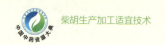

退阴分虚热。张山雷也说："银柴胡退热而不苦泄，理阴而不升腾，为治虚热之良药。"笔者对慢性肝炎，肝郁阴伤，低热不清及温病后期微热，肺痨潮热，用本品调治，每获良效。

南、北柴胡虽都具解热疏肝之功，但其特性不同。总的来说：南柴胡功偏于"升"，能于升散中解热疏肝；北柴胡功偏于"降"，能于疏降中退热泄肝；银柴胡功偏于"滋"，能于滋养中清热柔肝。南北柴胡能升能降，走而不守；银柴胡能清能滋，守而不走。

从上述中虽然初步了解到南北柴胡的性能和特长，但在临床辨证选用时，除了掌握各类柴胡的共同性和特殊性以外，更须注意其配合的相互关系和用量的多寡等。

六、柴胡的现代临床应用[52]

（一）治疗感冒

柴胡注射液，每支2ml（相当于生药2g），成人每次2ml，周岁以内婴儿每次1.0～1.5ml，每日1～2次，肌肉注射。观察143例，流感于24小时内退热者达98.1%，普通感冒24小时退热者87.9%。

（二）治疗病毒感染发热

柴胡24g，黄芩、党参、白芍、川芎、苍术、甘草各10g，半夏、桂枝各12g，生石膏30g，大枣4枚，生姜3片。水煎300ml，分2次服，每日1剂。治疗112例，痊愈85例，用药最少5剂，最多8剂；有效13例，一般服药5剂。总有效率为87.5%。

（三）治疗恶性肿瘤晚期非感染性发热

柴胡5g，黄芩、法半夏各10g，生党参20g，甘草5g，大枣、生姜适量。一般肺癌加地骨皮30g；肝癌加丹皮、焦栀子各10g。水煎成200ml。每日1剂，分2次服。对照组用吲哚美辛片剂每次25mg，每日3次。治疗结果：治疗组退热有效率为90.6%，平均退热时间为3.5天。对照组退热有效率为89.2%，平均起效时间3.7天，副作用较多。

（四）治疗脑震荡后遗症

柴胡24g，黄芩、法半夏、党参各9g，生姜、炙甘草各6g，大枣（擘）12枚，川芎30g，当归12g。水煎，每日1剂，连服10天。如病已愈大半，可改汤为散，用开水冲服，每日3次，每次6g。治疗45例，痊愈28例，有效14例，无效3例。

（五）治疗原发性高血压

柴胡、人参、甘草、陈皮、升麻各10g，黄芪、白术各12g，当归15g。每日1剂，武火煎沸后，文火煎煮30分钟，取汁300ml，每次150ml，每日2次，空腹服。治疗15例，痊愈12例，好转2例，无效1例。

（六）治疗原发性血小板减少性紫癜

柴胡、木贼、黄芩、青蒿、仙鹤草、半夏、茜草、马鞭草、石苇。水煎服，每日1剂。治疗32例，其中22例因有出血倾向严重而配合口服去氢可的松每日30～60mg。结果：痊愈15例，显效10例，有效4例，无效3例。总有效率90.6%。

（七）降低转氨酶

五味子50g，柴胡、甘草各30g。水煎浓缩至200ml，分2次饭后服，每日1剂。

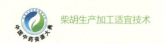

1～3个月为1疗程。治疗转氨酶升高48例，经治后转氨酶均接近正常值。

（八）治疗变态反应型亚败血症

柴胡加清营汤水煎服，治疗本病10例，临床表现主要为发热，寒战，斑疹，关节疼痛等。结果：全部退热，皮疹消失、外周血常规正常。平均退热时间12.6天，平均皮疹消失时间8天。

（九）治疗急性上腹痛

柴胡、白芍、郁金、延胡索、大黄各15g，黄芩、法半夏、枳实、川木香各10g。随证加减。治疗120例，痊愈66例，好转32例，无效22例。

（十）治疗单纯性腹胀

柴胡、半夏、陈皮、白术、党参、茯苓、焦三仙各10g，龙胆草、白芥子各6g，木香、胡黄连各5g，黄连、甘草各3g。水煎服，每日1剂。38例全部治愈。

（十一）治疗慢性胰腺炎

柴胡12g，桂枝、黄芩、芍药、党参、半夏各9g，甘草3g，大枣5枚，生姜3片。随证加减。治疗22例，基本治愈13例，好转8例，无效1例。

（十二）治疗腮腺炎

柴胡注射液2ml，每日2次，肌内注射，10岁以上者每次3ml。治疗28例，其中27例在24～72小时内痊愈。

（十三）治疗急性乳腺炎

柴胡、当归、川芎各20g，赤芍60g，蒲公英、陈皮、金银花各30g，甘草15g，杏仁10g。乳汁不通者加漏芦10g，每日1剂，水煎去渣，早晚空腹服。治疗71例，痊愈52例，显效11例，有效3例，无效5例。

（十四）治疗乳腺增生

柴胡20g，当归、白芍、丹皮、栀子、穿山甲各15g，茯苓、炙甘草、王不留行各10g，夏枯草、牡蛎各30g。每日1剂，水煎，每次100ml，早晚服，月经来潮前13天开始服药，共服10剂。西药甲睾酮5mg，每日1次口服，月经来潮前10天服，共服7天。谷维素20mg，每日3次。治疗42例，治愈28例，好转12例。

（十五）治疗原发性痛经

柴胡、枳实、炙甘草、蒲黄、五灵脂各10g，白芍20g。腹痛甚者加元胡、郁金，呕吐不止加姜半夏、生姜，乳胀胁痛加香附、青皮，腰痛重者加川续断、桑寄生，腹泻者加白术、淫羊藿，血块多者加三棱、莪术，肢冷汗出者加桂枝。上药水煎，每日1剂，早晚服下，经前3天内服用，每服6剂为1疗程，连服3个月经周期。治疗80例，治愈65例，显效7例，好转4例，无效2例。

（十六）治疗分泌性中耳炎

柴胡500g，香附、川芎各250g，共制水丸。早晚各服5g，10日为1疗程。治疗84例，结果痊愈36例，好转28例，无效20例。

（十七）抑制链霉素副反应

柴胡、香附各30g，川芎15g，焙干共研末装胶囊。每次2粒，每天3次，饭后服。治疗因链霉素引起眩晕者4例，听力减退者6例，均有效。

附录　柴胡的规范化生产技术

一、柴胡规范化生产标准操作规程（SOP）（陕西）

1．内容与适用范围

本规程按《中药材生产质量管理规范》（GAP）的综合技术要求，对柴胡生产中的选地、种子处理、播种育苗、田间管理、病虫害防治、良种繁育、采收等作了规范化研究，并制定本规程。[25]

本规程适用于我国柴胡分布的主要生产区，如陕西商洛。柴胡对气候适应性较强，分布较广，生产基地选择范围较宽，在我国北方大部分地区均可种植。

2．引用标准

2.1　GB 3095—96《大气环境质量标准》

2.2　GB 9137—88《保护农作物的大气污染物最高允许浓度标准》

2.3　GB 3838—88《地面水环境质量标准》

2.4　GB 5084—92《农田灌溉水质标准》

2.5　GHZB 1—1999《土壤环境质量标准》

2.6　《中华人民共和国药典》（2015年版）（一部）

2.7　《农药管理条例》（国务院2001年第326号令）

2.8　《中药材生产质量管理规范》（试行）（2002.3）

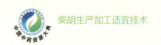

2.9 国家外贸部《药用植物及制剂进出口绿色行业标准》（2001）

2.10 GB 5749—85《生活饮用水卫生标准》

2.11 GB 6266—86《中药材瓦楞纸箱包装件》

2.12 GB 195—85《包装储运指标标志标准》

3. 定义

3.1 GAP 中药材生产质量管理规范是国家食品药品监督管理总局制定与发布的，是从保证中药材质量出发，控制影响药材质量的各种因子，规范药材各生产环节乃至全过程，以促进中药标准化、现代化。

3.2 GAP 产品 指在生态环境质量符合规定标准的产地，生产管理过程中不使用任何有害化学合成物质或允许限量使用限定的化学合成物质，按GAP要求制订的生产操作规程进行生产、加工，经检查、检测，符合GAP要求和国家药典标准，并经专门机构认定，许可使用中药材GAP产品标志的产品。

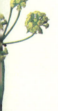

3.3 SOP 是标准操作规程（standard operating procedure）的英文名称缩写。它是企业或种植基地者依据GAP的规范，在总结前人经验的基础上，通过科学研究、生产实验，根据不同的生产品种、环境特点，制定出切实可行的达到GAP要求的方法和措施的操作规程。

3.4 农药残留量 指植物生长过程中对有机氯化合物吸收的积累量。

3.5 重金属 指铅Pb、砷As、汞Hg、镉Cd、铬Cr、铜Cu及其总量。

3.6 农家肥 指就地使用的以大量生物质为基础的各种有机肥料，主要指经过积制、充分腐熟的厩肥、沤肥、绿肥和沼气液。

4. 具体要求

4.1 生态环境

4.1.1 柴胡主产我国北方大部分地区，对气候适应性较强，分布较广，能耐寒，喜温暖，怕水涝。生产基地选择范围较宽。

4.1.2 生态环境质量要求生产基地应选择大气、水质、土壤无污染的地区。生产基地周围2km内不得有"三废"矿厂及垃圾场等污染源。环境生态质量要求：空气环境应符合"大气环境质量标准"的二级标准；灌溉水质应符合"农田灌溉水质"标准；土壤环境质量应符合国家土壤二级标准。

4.2 土壤

4.2.1 土壤物理要求 柴胡对土壤的适应范围较广，耐肥性较强，疏松肥沃和深厚的土层是生长发育的必要条件。柴胡在疏松肥沃、排水良好的砂质壤土中生长，产品质量好、产量高。宜选择地势平坦、灌溉方便、排水良好，含腐殖质较多、有机质含量较高的疏松肥沃的壤土和砂质壤土。盐碱地、低洼积水、黏重土壤的田块及"三跑田"（跑土、跑水、跑肥）砂土地，均不适宜种植。为防止地下病虫害，最好选择前茬禾本科植物的地块。

4.2.2 土壤化学要求 柴胡对土壤的酸碱度要求不严，以pH值6.5～7.5的土壤为宜。一般土地均可种植。

4.2.3 土壤农药残留量 六六六的浓度不得超过0.05mg/kg；滴滴涕的浓度不得

217

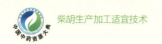

超过0.05mg/kg。

4.2.4　重金属含量　参考允许的最大含量（mg/L）铅50，砷20，汞0.30，镉0.30，铬120，铜60。

4.2.5　水分　柴胡属耐旱性较强的植物，种子发芽时需要有充足的水分，在全生育期中，不遇严重干旱，一般不需用浇水。生长期怕洪涝积水，遇涝要及时排除。因此，地块必须选择在地势较高、排水方便的砂壤土为宜。

4.3　光照、温度

柴胡是喜光喜温植物，生长发育期间，需要有较足够的光照和较强的光照条件。光照不足，将会使柴胡生育期延长。柴胡种子发芽需要最低温度为1～15℃，最适温度20～25℃，最高温度为28～32℃。因此在选择地块的时候，以向阳、阳光充足的地块为宜。

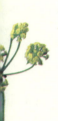

5. 物种或品种类型

5.1　种质资源

柴胡种质资源丰富。依据《中华人民共和国药典》（2015年版）收载，柴胡应为伞形科植物柴胡（*Bupleurum chinense* DC.）或狭叶柴胡（*Bupleurum scorzonerifolium* Willd.）的干燥根。

5.2　品种选择

本规程以《中华人民共和国药典》（2015年版）收载的伞形科植物柴胡（*Bupleurum chinense* DC.）为基原。

5.3　形态特征

多年生草本，株高45～70cm，茎直立，丛生或单生，上部多分枝，并略呈"之"字形弯曲。单叶互生，无柄；基生叶倒披针形或狭椭圆形，早枯；中部叶倒披针形或条状阔披针形，长3～11cm，宽0.6～1.6cm，先端渐尖，最终呈短芒；全缘，有7～9条纵脉，下面具粉霜。主根圆柱形，分支或不分支，质坚硬。花鲜黄色，复伞形花序腋生兼顶生；总伞梗细长，近水平伸出；总苞片无，或2～3狭披针形，伞辐3～7，不等长；小总苞片5，花梗5～10；花鲜黄色，较小伞梗短或略等长；双悬果宽椭圆形，长约3mm，宽约2mm，棱狭翅状披针形，有5条明显的主棱。花期8～9月，果期9～10月。

6. 栽培技术

6.1　整地

6.1.1　深耕细耙　选地后及时翻耕、碎土，播种前一般先深翻土地20～30cm，秋耕越深越好，以消灭越冬虫卵、病菌。因柴胡的主根能伸入土中30cm左右，深耕细耙可以改善土壤理化性状促使根系生长。如土壤墒情不足，应先灌水后再耙。

6.1.2　施足基肥　基肥以有机肥为主，每亩施充分腐熟的农家肥2000～3000kg或施100kg生物肥料。把基肥撒匀，翻入地内，再深耕细耙。

6.1.3　作畦　畦宽以80cm为宜，畦高约20cm，畦长因地而定，畦间沟宽20cm。开好畦沟及围沟使沟沟相通，并应有地块出水口。

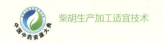

6.2 播种

6.2.1 种子选择 柴胡用种子繁殖。选择生长两年的健壮植株、籽粒饱满度为60%以上的种子播种。

6.2.2 种子处理 播种前用1%高锰酸钾溶液浸种5～10分钟后，捞出种子，稍晾后即用3倍的草木灰或2倍干细土拌匀，以便播种。

6.2.3 播种时间 生产上可春播或秋播。春播在3月中旬，清明前进行；秋播在11月上旬，霜降前后进行。

6.2.4 播种方式 可采用条播或撒播，多用条播。条播即在整好的畦面上，按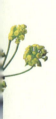15cm行距开条沟，沟深2～3cm，将种子均匀撒入沟内，后覆土1～2cm，稍加镇压即可，每亩播种量1.8～2.5kg；撒播，即在整好的畦面上均匀撒种，用扫帚轻轻拍扫即可，每亩播种量1.5～2.0kg。

6.2.5 覆盖 春播一般用麦草或茅草等覆盖，覆盖至不露土为止，然后上压树枝即可。秋播多用地膜覆盖，以保温保湿，便于出苗。

6.3 田间管理

6.3.1 揭去覆盖物 播种后，每15天检查一次，观察墒情，如天旱可在覆盖物上喷洒清水以保持墒情；待苗长出两片叶时，于傍晚或阴天逐渐多次揭去覆盖物。

6.3.2 间苗、定苗 在柴胡幼苗株高2～5cm时间苗，并按株行距8～10cm定苗。撒播的，可按株行距8～10cm三角形定苗。缺苗地方，要将间出的壮苗于阴天傍晚进行补苗移栽。

6.3.3　中耕除草　出苗后，杂草与柴胡幼苗同时生长，应抓紧时机，有草就除，一般结合间苗、定苗，及时进行中耕除草，待苗高10cm左右时要进行松土锄草。

6.3.4　灌水排水　定苗后，视植株生长情况，进行浇水。如遇伏天干旱，可在早晚灌水切勿在阳光曝晒下进行，以免影响植株生长。多雨地区和雨季要及时清沟理墒，畦间沟加深、大田四周加开深沟以利及时排水，避免田间积水引起烂根。

6.3.5　施肥　6月上旬每亩追施充分腐熟的农家肥1300kg或施硫酸铵10kg、过磷酸钙15kg然后覆土。第一年秋后，每亩追施50%的草木灰土200kg，混合撒入行间。

6.3.6　摘心除蕾　生长良好的柴胡可在6月上中旬到7月下旬，当植株高达35cm左右，但尚未形成花蕾时，用镰刀离地面30cm处割去茎稍。

6.4　柴胡的病虫害及其防治

6.4.1　柴胡的病虫害防治原则

（1）以"预防为主"；

（2）大力提倡运用"综合防治"（integnited pests management–IPM）方法；

（3）防治病虫害应力求少用化学农药。选择高效、低毒、低残留的农药品种，合理使用农药，把农药使用量压低到最低水平。在必须施用时，严格执行中药材规范化生产农药使用原则，慎选药剂种类；

（4）严格掌握用药量和用药时期，尽量减少农药残毒影响。

6.4.2　根腐病（Fusarium solani）

6.4.2.1　根腐病多发生在高温多雨季节。发病初期，只是个别支根和须根变褐腐

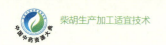

烂，后逐渐向主根扩展，主根发病后，根部腐烂，只剩下外皮，最后植株成片枯死。

6.4.2.2　防治方法

（1）选择土壤深厚的砂质壤土、地势略高、排水畅通的地块种植，并实行合理轮作；

（2）合理施肥，适施氮肥，增施磷、钾肥，提高植株抗病力；

（3）发病期用50%托布津800～1000倍液，浇灌病株根部。发病初期喷洒75%百菌清可湿性粉剂600倍液，或采用70%敌克松1000倍液喷雾防治；

（4）雨季注意排水。

6.4.3　白粉病

6.4.3.1　白粉病由真菌中的一种子囊菌引起，主要危害叶部。一般6月上旬开始发病，7月中旬发病严重。低温多湿、氮肥过多、植株过密、通风透光不良均易发病。高温干燥时，病害停止蔓延。

6.4.3.2　防治方法

（1）排除田间积水，抑制病害发生；

（2）合理密植，氮、磷、钾肥合理配用，使植株生长健壮，增强抗病力；

（3）发病初期摘除病叶，收获后清除病残枝和落叶，集中烧毁；

（4）药物防治可喷洒65%福美锌可湿性粉剂300～500倍液也可或喷洒15%粉锈宁可湿性粉剂1000倍液或"农抗120"200倍液防治，以及单独喷洒50%多菌灵可湿性粉剂500～800倍液。

6.4.4 蚜虫（桃蚜）（Myzus persicae Sulzer）和萝卡蚜（Lipaphis erysim）

6.4.4.1 蚜虫多在苗期及早春返青时危害叶片，常聚集在嫩茎、叶上吸取汁液，造成苗株枯萎。

6.4.4.2 防治方法

（1）收获后，清除残枝落叶及地边杂草，集中烧毁。冬季清理圃地时将枯株及落叶烧掉或深埋；

（2）病害发生初期可选用0.3%苦参碱植物杀虫剂500倍液连续喷药二次（间隔5～7天；

（3）发生期喷洒5%杀螟松1000～2000倍液，每7～10天1次，连喷2～3次。

6.4.5 黄凤蝶（Papilio machaon）

6.4.5.1 幼虫为害叶、花蕾、花梗。

6.4.5.2 防治方法 人工捕捉；喷BT乳剂300倍液毒杀，每隔10天喷1次，连续2～3次；也可使用青虫菌300倍液喷雾防治幼虫。

6.4.6 赤条椿蟓，属半翅目刺肩椿科

6.4.6.1 成虫和幼虫吸取汁液，使植株生长发育不良。

6.4.6.2 防治方法喷90%敌百虫800倍液毒杀。

6.4.7 蝼蛄、地老虎

6.4.7.1 主要危害根部，于6～7月为害严重。

6.4.7.2 防治方法清晨在根苗附近轻轻翻土捕杀；用毒饵诱杀，用90%的晶体敌

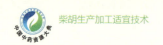

百虫0.5kg加水3.0～5.0kg，搅拌均匀，喷在50kg用油炒过的麦麸或碾碎炒香的油渣上，搅拌均匀，制成毒饵，在傍晚撒在行间或植株附近，隔5m左右撒一小撮。平均每亩用毒饵20kg。

6.5　柴胡杂草的防治

（1）农业措施根据当地条件，合理轮作；

（2）人工除草结合播前、播后苗前和苗后的田间管理，进行人工除草；

（3）禁止使用化学除草剂除草。

6.6　越冬管理

6.6.1　浇水　北方气候条件多十年九旱，为了防止冬春风害失墒，保证翌年春季返青有足够的土壤水分，对柴胡根系发育和生长十分有利，于封冻前浇水一次。

6.6.2　严禁放火　柴胡越冬休眠状态，一定要加强管理，禁止放火焚烧。

6.7　二年生大田管理

6.7.1　浇水　遇旱随即浇水，如果不遇干旱，土壤墒情好，水分充足，就不必浇水。

6.7.2　追肥　开沟，每亩施入充分腐熟的农家肥1500kg以上，磷酸二铵7～10kg，硫酸钾3～5kg，后覆土即可。

6.7.3　调查地下病虫害　对地下病虫害，搞好调查，做好预防工作。

6.7.4　中耕、除草、排水　除涝均按上文4.4.2，4.4.3中的方法进行操作。

6.7.5　摘蕾促根除留种田的地块外，其余按上文4.4.5同法进行摘蕾操作。

7．采收

7.1　采收时期

在9～10月间地上部分茎叶开始枯萎时采挖，采挖应在晴天进行。

7.2　采收方法

在采挖前先将地上茎秆距地面3～5cm处割去，后在畦旁开挖深25cm左右的沟，然后顺畦向前采挖。

7.3　加工

挖取的柴胡，去净泥土、芦头和茎叶，在芦头和根茎之间用刀切开或剪开，置干净通风的阴凉处干燥，边干燥边拣去杂质，直至干透。

8．柴胡留种及采种

8.1　柴胡种子的生长繁育特性

柴胡属多年生草本药用植物，需要二年完成一个生长发育周期。人工栽培柴胡第一年生长虽然开花，但种子不饱满，不能作为生产用种子。需经过冬季后，第二年春季返青，植株生长迅速，于7～9月开花，8～10月为果熟期。所以柴胡留种需要二年生植株。

8.2　种子特性

柴胡种子寿命短，且为生理性胚后熟，当年新产种子发芽率为40%～60%，常温下贮藏种子寿命不超过一年。因此播种时必须使用新鲜并经过处理的种子，陈种子不能使用。干柴胡种子千粒重为1.4g。

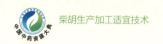

8.3　留种方法

稀植法按行距15cm、株距15～20cm进行间苗或移栽到肥沃的留种地上。栽后及时浇水。第二年春天返青后及时浇水、松土、施肥，9～10月种熟后，采下晒干，存放在通风干燥处备用。

8.4　田间管理

8.4.1　种源选择　选择符合种种性特征明显的、抗逆性强的植株的种子作种源。

8.4.2　留种田去杂去劣　除去与该品种特征不同的杂株，提高品种纯度，选生育健壮植株留种。

8.4.3　追肥　返青期每亩施入充分腐熟的农家肥1500kg以上、磷酸二铵7～10kg、硫酸钾3～5kg；另外，在夏季可结合灌溉或雨天，每亩追施尿素10kg。

8.4.4　其他管理　其他管理措施与一年生的柴胡管理相同。

8.5　采收与储藏

8.5.1　种子采收　9～10月份，当种子颜色由黄褐色变为棕褐色时，剪下果穗，摊晾至干，脱粒，去除杂质。

8.5.2　种子储藏　将去杂的种子置于通风干燥处保管，防止受潮。一般情况柴胡保存时间不超过1年。

二、保康北柴胡生产操作规程（湖北）

1. 主要内容及适用范围

1.1　主要内容

根据国家药品食品监督管理总局颁布的《中药材生产质量管理规范（试行）》，我们在三年"保康北柴胡GAP研究和示范基地建设"工作基础上，制定了该品种种植的标准操作规程。本规程对保康北柴胡的品种、田间管理、采收加工及储存、药材质量等内容均进行了科学规范。[26]

1.2　适用范围

本规程适应于鄂西北保康地区和神农架地区的柴胡生产企业和柴胡个体种植户使用，但也可供其他柴胡生产企业和种植户参考。

2. 引用标准

本规程所引用的标准均为国家相关法定技术标准，如引用标准被修订，则以最新修订版本为准。

2.1　GB 3095—1982《大气环境质量标准》

2.2　GB 9137—1988《保护农作物的大气污染物最高允许浓度标准》

2.3　GB 5084—1992《农田灌溉水质标准》

2.4　GB 5618—1995《土壤环境质量标准》

2.5　GB 4285—1989《农药安全使用标准》

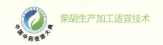

2.6　GB 4789.2—1984《食品卫生微生物检验–菌落总数测定方法》

2.7　中华人民共和国外经贸部行业标准（2001）–药用植物及制剂进出口绿色行业标准

2.8　《中华人民共和国药典》（2015年版）（二部）–柴胡

3. 具体要求

3.1　品种

保康北柴胡（*Bupleurum chinensis* DC.）。本柴胡种源来自湖北省保康县马桥镇董家沟村野生转家种的道地品种，经湖北中医药大学药学系詹亚华教授和江苏省药用植物研究开发中心鉴定为北柴胡品系。栽培用种质量标准：①当年采收。②粒大饱满，千粒重达到1.5g。③颜色黑棕色。④无杂质，净度达98%以上。⑤浸水下沉。

3.2　产地的环境条件及生长条件

3.2.1　环境条件　产区方位东经111°45′～111°31′、北纬31°21′～32°06′。海拔200～1500m，北亚热带大陆性季风气候，风向和气压系统有明显的季节变化，气温–16～38℃，降雨充足，自然植被与人工植被繁多，生物成土因素较好。大气环境质量符合引用标准"2.1、2.2"；农田灌溉水质符合引用标准"2.3"；土壤环境质量符合引用标准"2.4"。

3.2.2　生长条件　保康北柴胡适宜生长在海拔500～1500m，温暖、湿润的山区。柴胡喜向阳通风，应选坡向东南方向，日照充裕的田块种植。

3.3　田间生产管理

3.3.1　选地　柴胡适宜土质松软、通透性强、易排涝的砂壤土，砂壤比例一般为四砂六土，腐殖质含量较多的土壤较为理想。柴胡喜微酸性土壤，pH值以5.5～6.5为宜。中性土壤（pH值为7）也能种植，但偏碱土壤不能种植。

3.3.2　整地

①深翻耙地。冬季深翻要达到20cm以上，翌年春季二次深翻，深度20cm。深翻后将腐熟好的农家肥按每亩500kg左右均匀地散撒于田中，再用25%以上含量的复合肥每亩50kg，钾肥10kg，硼肥0.5kg，锌肥0.5kg一并撒入。撒上底肥后，将农家肥、复合肥、微量元素肥（锌、硼）秒入田底，以作基肥。耙田平地要将最小土块耙碎到直径3cm以下。

②起垄作畦。在耙平的田块里，按照方便排水耕作的原则，进行起垄作畦。垄高（同为沟深）一般为10～15cm，排水差的田块要达到20cm，畦的横截面为正梯形，畦面（播种面）宽100cm，排水差的田块可缩小到50～60cm，沟为倒梯形，沟底宽20～25cm，沟底要平整，便于排灌。

③沟厢配套。注重三沟（厢沟、腰沟、围沟）配套，做到旱能灌、涝能排。厢沟深度10～15cm，宽度20～25cm。腰沟每厢长度超过10m的，要根据平时积水状况和土壤渗水能力，酌情设计腰沟。对于容易积水的大田、平田要设计围沟，深度30cm以上，沟宽30cm以上。

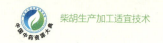

3.3.3 播种与育苗

①种子处理：

晒种：将种子摊晒2～3天。晒时时，不宜全天曝晒，应选用冬春上午11时～下午2时，晒3小时，并不断翻动，使种子均匀受光受热干燥。

浸种：用40℃热水浸泡种子，浸种时间48～72小时，浸种时用能透水透气的布袋装种二分之一，放入大容器（缸、盆、水池）内加水浸泡，每隔3～6小时进行翻袋抖种，使布袋内的种子内外翻动，上下翻动。

催芽：春播柴胡可采用催芽后播种，催芽的方法有砂藏法和草盖法。砂藏法：准备足够量的细砂，选择不宜积水的地面，先在地面上铺6cm厚的底砂，将刚浸过的种子均匀地铺放3cm厚的一层，然后再盖10cm厚的细砂，每天早晚各浇水一次，始终保持河砂种子湿润、底层无积水，砂藏时间15～18小时。

草盖法：在地面上铺放木杆，直径10cm以上，木杆上放置木条，木条上平放竹席，将浸泡的种子均匀地撒在竹席之上，并覆盖5cm厚的稻草，每天浇水4～5次。

②播种：柴胡播种期在10月下旬至次年3月下旬，立春以前播种称为冬播，立春以后播种称为春播。播种量因不同的播种方式而不同，浸种催芽的播种量为每亩1kg；直播为2kg。播种按15cm的行距和9cm的株距点播或在地面按照15cm的行距，用木条压沟2cm条播。

③育苗移栽：育苗移栽是目前人工种植柴胡获取高产的主要方法，11月上旬浸种催芽，11月下旬大棚播种。播种前用敌克松进行土壤消毒，用粉锈宁拌种杀菌。播

种时，用均匀撒播，采用筛土盖种方法，厚度1cm，然后进行镇压，放水灌溉。惊蛰前后，苗高10cm时移栽大田，移栽前用磷酸二氢钾溶液喷施，同时通风炼苗一星期，苗子采取开挖的办法，尽量不伤药根，随挖随栽，移栽株行距为25cm×6cm，每亩基本苗2.5万～3万株，移栽后随时浇灌定根水。

柴胡间作套种是提高效益的很好方法。通常采用麦药套种、桑园间作、荞药混作。

3.3.4　灌溉与排水　柴胡从萌芽到成苗（4叶龄）需20～30天。在这一阶段柴胡需水量较大，是仅次于出芽的第二需水量。它需要田间持水量达到60%～70%的条件。柴胡长到8叶以上时，植株耐旱能力较强，这一阶段，只要不遇大旱，田间持水量能达45%以上即可。柴胡开花结实阶段，需水量增大，田间持水量需要达到60%以上。

3.3.5　施肥　播种前的底肥施用如前所述。柴胡4叶以后，一年补施两次氮肥，第一次（6月）可用尿素5kg化水浇灌或遇雨匀撒。间隔2月（约8月）后再用尿素5kg遇雨匀撒。达到4叶后和抽薹时，各施一次磷、钾肥。每次每亩用过磷酸钙15kg和硫酸钾15kg，结合中耕施于土壤中。开花初期，每亩用磷酸氢钾0.25kg，兑水50kg喷雾。

3.3.6　除草　柴胡田常见的杂草根据不同的地区，种类有所不同。常见的有：小飞蓬、白茅、蒿、狗尾草、小蓟、铁苋菜、打碗花、蓼科、马唐、莎草、辣子草、藜、车前、野荞麦、一点红、酢浆草、马鞭草、苍耳、稗草、竹节草、苈草、狗牙根、灰菜等。柴胡田抑制杂草的方法很多，常用的有人工除草法：苗小时，用手拔草，苗大时可用蓐锄锄草。三伏天气温过高，锄草时松土易引起药根脱水不宜锄草。

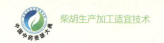

火烧法：一年生的柴胡田，如到秋季杂草仍无法除掉，可留至冬季，待草枯死后放火烧草。

化学除草：成本低，效果好，但必须是低毒低残留的药剂。

3.3.7 打顶摘芯 为利于根部的生长，也为了防止柴胡的倒伏，必须及时的打顶摘芯。每年在生长期要进行三次打顶摘芯，第一次打顶在7月中旬～8月中旬，苗高40cm左右时；第二次8月下旬，苗高50cm左右时；第三次9月中旬，苗高60cm左右时；每次用整形剪刀将柴胡苗杆的最顶端剪去10cm左右。每次打顶摘芯后都要追肥、清沟。

3.3.8 病、虫害防治

①柴胡病害：目前发现的主要有立枯病和根（茎）腐病。立枯病症状为药苗早期发病枯黄卷缩，产生黄褐色凹陷，形成环状萎缩溃烂，最后萎蔫死亡。可采用土壤消毒法，每亩用70%的敌克松1.25kg拌土均匀撒入大田。或每亩用10%的多菌灵5kg拌土250kg盖土。苗期防治每亩用70%的敌克松1000倍液喷雾。或每亩用50%的多菌灵1kg喷粉。根腐病发病时，根部逐步腐烂，发黑生霉。严重时，茎根基部亦同时腐烂。预防时注意清沟排渍，防止积水。防治办法用25%粉锈宁1000倍稀释液喷雾或药剂灌根，发病初期用25%的粉锈宁2000倍稀释液灌根。

②柴胡虫害：主要有蚜虫、青虫两种。生物防治：放养草蛉虫或食蚜瓢虫。化学防治：用40%氧化乐果乳油1000～2000倍稀释液或50%灭蚜松乳油1000～1500倍稀释液，或50%磷胺乳剂2000倍稀释液喷雾。

3.4 采收、加工与储存

3.4.1 采收 柴胡为多年生草本植物，药材通常是用2～3年的柴胡根。10月下旬～次年2月上旬，均是一年中采挖柴胡根的最佳季节。采挖时先割去茎秆，用锄头对照茎蔸深挖20～25cm，捉住茎秆抖去泥土。要尽量避免挖断药根，保留整个根系完整。

3.4.2 加工与分级

剪芦：柴胡芦头不超过1cm。

洗净：用流水冲泡冲洗，也可选用清洁的自来水、河水等。

干燥：晾晒或烘干，含水量小于8%。

分级：按直径大小和色泽不同分级分装。

三、剑阁柴胡规范化种植技术标准操作规程（四川）

剑阁种植柴胡历史悠久，具有良好的生态环境、土壤条件和种植技术。剑阁引种柴胡已列为广元市重大科技专项，相继从事GAP认证，由四川得恩德药业有限公司承建，成都中医药大学峨眉学院为技术支撑，剑阁县政府为依托。本文的种植技术标准操作规程（SOP）适用于控制剑阁柴胡商品生产全过程。[27]

1. 主要内容与适用范围

1.1 主要内容

本规程是按《中药材生产质量管理规范（试行）》（简称中药材GAP）制定的，

规范了优质无公害柴胡规范化生产的产地生态环境、生产技术、采收与初加工、质量标准、包装、贮藏与运输等技术要求。

1.2 适用范围

本规程适用于四川省剑阁县及周边气候相近的柴胡生产基地。

2. 引用标准

2.1 GB 3095—1982《大气环境质量标准》（二级）

2.2 GB 9137—1988《保护农作物的大气污染物最高允许浓度标准》

2.3 GB 3838—1988《地面水环境质量标准》

2.4 GB 4285—1989《农药安全使用标准》

2.5 GB 5084—2005《农田灌溉水质标准》

2.6 GB 15618—1995《土壤环境质量标准》（二级）

2.7 GB/T 5009—2003食品卫生检验方法

2.8 国家食品药品监督管理总局第32号令《中药材生产质量管理规范（试行）》

2.9 《中国药典》（2005年版）（一部）

3. 术语

3.1 GAP

略。

3.2 SOP

略。

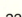

4. 生态环境

4.1 生态环境要求

4.1.1 适宜生长环境柴胡多生长于海拔1500m以下的山坡、草原、丘陵。喜温和气候，耐寒，耐旱。水渍地不能成苗；最佳适宜环境：山地、丘陵、平川均可，而在阳坡、阴阳坡生长旺盛。柴胡药用其根，根体粗大，要求土层深厚、疏松肥沃、不渍水，砂质壤土及高腐殖壤土，土壤酸碱度在中性、微碱性或微酸性均能生长，最佳适宜pH值6.5～7.5，黏重土、盐碱地及低洼积水地不宜栽种。

4.1.2 生态环境质量标准 人工栽培柴胡，应选择大气、水质、土壤无污染的地区，周围不得有污染源。土壤环境质量要求必须符合GB 15618—1995《土壤环境质量标准》的二级标准；灌溉水质要求达到GB 5084—2005《农田灌溉水质标准》；大气环境要求必须符合GB 3095—1982《大气环境质量标准》的二级要求。

4.1.3 基地自然条件 种植基地海拔715m，位于四川省广元市剑阁县石庆村，属亚热带湿润季风气候。气候温和，光照比较适宜，一般年平均气温约15.4℃，年均降水量1039.4mm，全年无霜期约270天。秋冬两季多雾，多年平均日照时数为1328.3小时，土壤疏松，肥沃，种植区域内植被类型丰富，品种繁多。

4.1.4 基地生态环境质量监测评价 剑阁柴胡基地所采水样及土样经四川省农业厅专业检测各指标含量符合GB 15618—1995《土壤环境质量标准》的二级标准及GB 5084—2005《农田灌溉水质标准》，大气环境符合GB 3095—1982《大气环境质量标准》的二级要求，汞、锡、铅、砷、铜及农药残留限量均未超标。

4.2 气候环境

4.2.1 温度 柴胡喜温暖湿润气候，具有耐寒、耐旱的特性，所需温度在年平均气温15～27℃，极端最高气温不得超过35℃，极端最低气温不得低于-17℃。年平均无霜期大于195天，年≥0℃积温大于4000℃的地区生长最佳。

4.2.2 湿度 柴胡喜湿润，怕涝，柴胡生长要求年降雨量700mm以上，空气相对湿度65%～80%，最适65%～75%，大于80%或小于55%生长发育受抑制，播种期需降水量大于30mm，才能保证正常出苗（播后15天左右出苗为正常）。移栽期降水量达25～30mm即可，应选晴天移栽。旺盛生长期（6～8月）降水量大于300mm为宜，7～8月要及时摘心除蕾，防止盛花（种苗地除外）大量消耗水分，水分不足影响产量和品质，8～9月要注意排水，防涝，否则将影响产量。

4.2.3 光照 柴胡发芽期及幼苗期在中度遮阴条件下生长为宜，成年植株需充足阳光。柴胡生长在年日照时数1500～1700小时、日照时数大于6小时的地区较为适宜。

5. 栽培管理

5.1 栽培品种的选择

伞形科植物柴胡*Bupleurum chinense* DC.，多年生草本，高50～85cm。主根较粗大，棕褐色，质坚硬。茎单一或数茎，表面有细纵槽纹，实心，上部多回分枝，微作之字形曲折。基生叶倒披针形或狭椭圆形，长4～7cm，宽6～8mm，有时达3cm，顶端渐尖或急尖，有短芒尖头，基部收缩成叶鞘抱茎，脉7～9，叶表面鲜绿色，背面淡绿色，常有白霜；茎顶部叶圆形，但更小。复伞形花序很多，花序梗细，常水

平伸出，形成疏松的圆锥状；总苞片2～3，或无，甚小，狭披针形，长1～5mm，宽

0.5～1mm，3脉，很少1或5脉；伞辐3～8，纤细，不等长，长1～3cm；小总苞片

5，披针形，长3～3.5mm，宽0.6～1mm，顶端尖锐，3脉，向叶背凸出；小伞直径

4～6mm，花5～10；花柄长1mm；花直径1.2～1.8mm；花瓣鲜黄色，上部向内折，

中肋隆起，小舌片矩圆形，顶端2浅裂；花柱基深黄色，宽于子房。果广椭圆形，棕

色，两侧略扁，长约3mm，宽约2mm，棱狭翼状，淡棕色，每棱槽油管3，很少4，

合生面4条。花期9月，果期10月。

5.2 选地、整地

尽量选择疏松肥沃、砂壤土或腐殖土为佳。选好地后，深翻20～30cm，整平耙

细，每公顷施入腐熟农家肥37.5t左右作基肥，翻耕1～2次。

整地施肥后，一般按1.5m开厢，厢面宽1.3m，沟宽20cm，沟深20cm，也可因地

制宜。

5.3 种植

5.3.1 育苗定植

育苗：只要气候适宜，春秋两季均可。播种前将种子用40～50℃的温水浸泡12小

时，将沉底的种子晾干按1：3的比例拌草木灰或细砂，按行距10cm开浅沟，均匀条

播，播种后随即覆土1cm左右，用喷雾器浇湿，然后盖上稻草或秸秆，以利保湿保温。

移栽定植：在整好的厢面上按行距20cm开沟，沟深10cm，株距15cm，覆土栽

紧，浇足定根水。

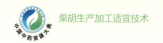

5.3.2 直播条播

条播：按行距20cm开浅沟，沟深1.5cm，将处理后的种子按1：3的比例拌上草木灰或细砂，均匀撒入沟内覆盖一层薄土，浇透水，再覆盖一层稻草，以满足其需保温保湿要求。

撒播：将处理后的种子按1：3的比例拌上草木灰或细砂，按每公顷用种30～45kg量，均匀撒在整好的耕地上，然后盖上稻草或秸秆。

5.4 田间管理

5.4.1 中耕除草施肥　当苗高10cm时，开始进行松土除草，直到苗长到封行为止，除草后即需施肥。

5.4.2 追肥　第1年营养生长期间，追肥以氮肥为主，原则上需施3次，也可根据土地肥力及植株长势情况酌情增减。第1次需在4月中下旬或苗高10cm时除草后施肥，每公顷施腐熟农家肥15t左右；第2次在6月下旬或7月上旬每公顷施腐熟农家肥15t左右，加上饼肥1500kg；第3次在消苗时，需每公顷施农家肥30t左右，加上过磷酸钙450～750kg。

第2年系根茎主要生长期，追肥以磷钾肥为主，一般需施肥3次。第1次于4月上旬，每公顷施农家肥30t；第2次于6月中旬，每公顷施过磷酸钙600kg或饼肥3000kg；第3次于8月中旬，每公顷施不含氯化物的复合肥450kg。

施肥方法：按《施肥操作规程》进行，即每次结合中耕除草后开沟暗施，以提高肥料利用率。

5.4.3 摘蕾 7月下旬至8月上旬当植株出现花蕾时，除留种外，一律将其摘除，以便集中养分供给地下根茎生长。

5.4.4 排水柴胡怕水涝，在多雨季节，要特别注意清沟排水，以免发生根腐病等。

5.5 病虫害防治

5.5.1 病害 柴胡主要病害是根腐病、斑枯病、锈病。

5.5.1.1 根腐病 常在高温多雨季节发生；发病初期，只是个别支根和须根变褐腐烂，后逐渐向主根扩展，主根发病后，根部腐烂，只剩下外皮，最后植株成片枯死。防治方法：合理施肥，适施氮肥，增施磷、钾肥，提高植株抗病力；清沟排水预防，患病后视病况或及时拔除发病植株或用50%托布津1000倍灌根。发病初期喷洒75%根腐灵可湿性粉剂1200倍液。

5.5.1.2 斑枯病 当柴胡植株叶片产生直径3～5cm圆形暗褐色病斑，中部灰色，叶两面产生分生孢子器即是。防治方法：若发病初期，用50%的退菌特或多菌灵喷雾；亦可用1：1：120波尔多夜喷洒；若病势较严重则采用清园防治法，即将病残体全面清除，集中处理。

5.5.1.3 锈病 主要在茎叶部位出现黄色锈体产生危害。防治方法：发病初期用25%粉锈宁1000倍液，采用喷雾防治方法治愈。

5.5.2 虫害 柴胡主要害虫是地老虎、蝼蛄、蛴螬等，危害幼苗的根系。可采用水淹、诱杀或捕杀。地上主要害虫有蚜虫、红蜘蛛等，可采用晨撒草木灰或用3%苦参碱喷杀，7天1次，连喷2次。

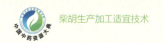

6. 采收、加工与储存

6.1 留种

在种源基地田内，每次施肥时适当增施磷钾肥。促进种子籽粒饱满发育良好。9～11月，当果实由青转褐色时，割其全株，置通风干燥处晾干。晾干后，脱粒，拣去枝梗，除去杂质，净选后，干燥储藏备用。

6.2 根的采收加工

柴胡一般于播种后第2年秋冬季方可采挖入药，当植株消苗或翌年春萌芽之前方挖取地下根条，抖去泥土，除去茎叶，杂质。晒干后捆成小把即为商品入药。质量以身干，无杂，根粗长，无茎苗芦头，须根少者为佳。

四、竹叶柴胡规范化种植标准操作规程（SOP）（四川）

竹叶柴胡（*Bupleurum marginatum* Wall. ex DC.）为伞形科柴胡属植物，广泛分布于四川、云南、贵州、甘肃等地，全株均可入药，具解表和里、疏肝解郁、提升中气的功效。本文的种植技术标准操作规程（SOP）适用于控制竹叶柴胡生产全过程。[28]

1. 主要内容与适用范围

1.1 主要内容

本规程是按《中药材生产质量管理规范（试行）》（简称中药材GAP）制定的，规范了优质无公害竹叶柴胡规范化生产的生产基地要求、物种类型、栽培及生产管理、采收加工与贮藏运输等技术要求。

1.2　适用范围

本规程适用于与竹叶柴胡生长气候相近的生产基地。

2.　引用标准

GB 3095—1982《大气环境质量标准》（二级）；GB 9137—1988《保护农作物的大气污染物最高允许浓度》；GB 3838—1988《地面水环境质量标准》；GB 4285—1989《农药安全使用标准》；GB 5084—2005《农田灌溉水质标准》；GB 15618—1995《土壤环境质量标准》（二级）；GB/T 5009—2003食品卫生检验方法；国家食品药品监督管理总局第32号令《中药材生产质量管理规范（试行）》。

3.　术语

SOP系标准操作规程（standard operation procedure）的英文名称缩写。它是企业和基地种植者依据中药材GAP的规范，在总结前人经验的基础上，根据环境特点，通过科学研究、生产试验，制定出的操作规程。

4.　生产基地要求

4.1　温度

竹叶柴胡喜温暖潮湿气候，其主产区年平均温度在17℃左右，最低温度–17℃，最高温度35℃。竹叶柴胡生长期需要在10℃以上的积温大于4000℃的地区生长最佳。

4.2　日照

竹叶柴胡种植土地要求选择向阳地，一般年日照时数1000小时以上的地区较为适宜。发芽期及幼苗期植株宜中度遮阴，成年期植株则需充足阳光。

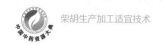

4.3　降水

竹叶柴胡喜湿润，怕涝，竹叶柴胡生长要求年降雨量1000mm以上，全年平均相对湿度65%～80%，超出此范围生长发育受抑制，播种期为保证正常出苗降水量需>30mm，移栽期所需降水量较少，25～30mm即可，随后的6～8月为旺盛生长期，降水量应>300mm，8～9月若多雨则要注意排水防涝，以免影响产量。

4.4　海拔

生于750～2300m的山坡草地或林下。

4.5　土壤条件

要求土壤疏松肥沃、湿润而排水良好，土层深厚、耕层不浅于30cm的砂质壤土或腐殖壤土，土壤酸碱度中性、微碱性或微酸性均能生长，但黏重土、盐碱地及低洼积水地不宜栽种。

4.6　基地土壤、水质、大气标准

基地环境质量须委托省级以上有环境监测资质的单位进行检测。各指标含量符合GB 15618—1995《土壤环境质量标准》的二级标准及GB 5084—2005《农田灌溉水质标准》，大气环境符合GB 3095—1982《大气环境质量标准》的二级要求，汞、锡、铅、砷、铜及农药残留限量均未超标。

5. 物种类型

5.1　种质资源

竹叶柴胡*Bupleurum marginatum* Wall. ex DC.

5.2　形态特征

多年生高大草本，高50～120cm。根木质化，直根发达，棕褐色，具细纵皱纹及稀疏的小横突起，长10～15cm，直径5～8mm，顶端常有红棕色长2～10cm的地下茎。茎高50～120cm，绿色，基部紫棕色，茎表面有淡绿色粗条纹，实心。叶鲜绿色，背面绿白色，革质或近革质，叶缘具白色软骨质，下部叶与中部叶同形，长10～16cm，宽6～14mm，顶端渐尖或急尖，有长达1mm的硬尖头，基部收缩成叶鞘抱茎，脉9～13，茎顶部叶同形，逐渐缩小，7～15脉。复伞形花序很多，顶生花序往往短于侧生花序，直径1.5～4cm；伞辐3～4（7），纤细，不等长，长1～3cm；总苞片2～5，甚小，不等大，披针形或小如鳞片，长1～4mm，宽0.2～1mm，1～5脉；小伞形花序直径4～9mm；小总苞片5，披针形，短于花柄，长1.5～2.5mm，宽0.5～1mm，顶端渐尖，具小突尖头，1～3脉，具白色膜质边缘；小伞形花序花（6）8～10（12），直径1.2～1.6mm；花柄长2～4.5mm；花瓣鲜黄色，上部向内折，较平而不凸起，小舌片矩圆形；花柱基厚盘状，宽于子房。果广椭圆形，棕褐色，棱狭翼状，长约3mm，宽约2mm，每棱槽油管3，合生面4。花期6～9月，果期9～10月。

6. 栽培及生产管理

6.1　选地、整地

选择土壤疏松肥沃、湿润而排水良好，土层深厚的砂质壤土或腐殖壤土，深翻30cm左右，打碎土块，耙平，施入腐熟农家肥35t/hm²左右作基肥，翻耕1～2次，耙细整平。整地施肥后开厢，一般按1.5m开厢，沟宽20cm，沟深20cm。

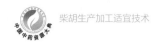

6.2 繁殖方法

竹叶柴胡用种子繁殖，可直播或育苗后移栽，大面积生产多用直播。一般以4月上旬前后播种为宜。根据具体海拔高度的不同调整播种期，海拔低的地区可早些，海拔高的地区可晚些。

①条播：按行距17～20cm开浅沟条播。沟深约2cm，按25kg/hm²左右的播种量，将种子均匀撒入沟内，覆上0.7～1cm的薄土，浇透水。注意经常浇水保持土壤湿润，亦可在土上覆盖一层塑料薄膜、稻草或秸秆以达到保温保湿的目的，10～12天即可出苗。

②撒播：将拌有3倍量的草木灰或细砂的种子，按30～45kg/hm²的播种量，均匀撒在整好的耕地上，然后覆盖上一层稻草或秸秆以利于保温保湿，加速种子发芽出苗。

③育苗移栽：育苗移栽选阳畦，播种后待苗高7cm左右时即可挖取带土块秧苗定植到大田去，行距18～25cm，株距15cm，覆土栽紧，浇足定根水。待定植苗生出新枝新叶时，松土一次。做好保墒保苗工作是高产的关键。

6.3 田间管理

①除草：当苗高10cm时，注意拔掉田间杂草，直到苗长到封行为止。

②中耕松土：竹叶柴胡在生长期要注意中耕松土，需进行3～4次，特别是干旱和雨后土壤易板结，必须进行中耕，以促进植株生长发育，防丛病虫害发生。

③追肥浇水：在竹叶柴胡生长期间根据土地肥力及植株长势情况追肥，主要施氮肥

和磷肥，一般需施肥2次，第1次在4月中下旬或苗高10cm时除草后施腐熟农家肥15t/hm^{2}左右；第2次在6月下旬或7月上旬施腐熟农家肥15t/hm^{2}左右。追肥后各浇一次水。

④排水防涝：竹叶柴胡不耐涝，在多雨季节要特别注意清沟排水，以防发生根腐病等。

6.4　病虫害防治

6.4.1　主要病害

①根腐病：常发生在高温多雨季节。发病初期，主须根的根尖先受害，呈黑褐色，至根系维管束呈褐色病变。后期整个根部腐烂，只剩下外皮，地上部分植株萎蔫，逐渐枯死。

②斑枯病：常发生于高温高湿的夏秋季节，8月为发病盛期，主要危害叶片。发病时叶上产生直径1～3mm近圆形的病斑，中部灰白色，边缘暗褐色，上生黑色点状分生孢子器。发病严重时，病斑成片，逐渐枯死。

③锈病：常发生于高温多湿季节，主要危害茎叶。发病初期，茎叶上出现零星锈色斑点，逐渐遍及全株，影响植株生长及根部发育。

6.4.2　主要虫害

竹叶柴胡的地上害虫主要有蚜虫、红蜘蛛等，危害植株的茎叶；地下害虫主要有地老虎、蝼蛄、蛴螬等，危害幼苗的根系。

6.4.3　防治方法

病虫害防治应贯彻以"预防为主，综合防治"的方针。通过注意排水防涝，清洁

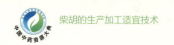

田园和土壤消毒等方法予以预防，防治措施中农药的使用应遵循《农药安全使用规定》。

①根腐病防治方法：选择排水、通透性良好的砂壤土种植。发病初期及时拔除发病植株，并用50%多菌灵或甲基托布津的1000倍液浇灌，若病势较严重则采用清园防治法，即将病残体全面清除，集中烧掉或深埋。

②斑枯病防治方法：若为发病初期，用50%的退菌特或多菌灵喷雾；亦可用波尔多液（硫酸铜∶生石灰∶水为1∶1∶120）喷洒。

③锈病防治方法：发病初期用25%粉锈宁1000倍液喷雾，每7天喷1次，连续喷2～3次，或用65%代森锌500倍液喷雾防治，每7～10天喷1次，连续喷2～3次即可。

④虫害防治方法：地上主要害虫可采用诱杀或人工捕杀方法，地下主要害虫防治则采用3%苦参碱或90%敌百虫800倍液喷杀，每7～10天喷1次，连续喷2～3次。

7. 采收加工与贮藏运输

7.1 留种

选择竹叶柴胡植株整齐、生长健壮的田块作为留种田，植株不摘除花蕾，适当增施磷钾肥以保花增粒。待9～10月竹叶柴胡种子成熟期，果实表皮由青变褐，籽实变硬时，便可收获。因为竹叶柴胡抽薹开花时间不一致，须成熟一株收获一株，以防种子脱落。

7.2 采收加工

竹叶柴胡一般于播种后第2年9～11月，当果实由青转褐色时即可采挖入药，用长锄挖起全株，抖去泥土，置通风干燥处晾干。净选后，打捆成件，干燥储藏备用。

参考文献

[1] 国家药典委员会编. 中华人民共和国药典（一部）［M］. 中国医药科技出版社，2015：280.

[2] 樊英鑫. 北京柴胡［DB/OL］. 中国植物图象库，2015.

[3] 中国植物志编委会. 中国植物志·第节55（1）卷［M］. 北京：科学出版社，1997：290-295.

[4] 中国植物志编委会. 中国植物志·第节55（1）卷［M］. 北京：科学出版社，1997：268-271.

[5] 周繇. 红柴胡［DB/OL］. 中国植物图象库，2009.

[6] 中国植物志编委会. 中国植物志·第节55（1）卷［M］. 北京：科学出版社，1997：215-219.

[7] 王玉庆，牛颜冰，秦雪梅. 野生柴胡资源调查［J］. 山西农业大学学报（自然科学版），2007，27（1）：103-107.

[8] 梁镇标，刘力，晁志. 柴胡属植物资源及生产状况调查［J］. 时珍国医国药，2012，23（8）：2011-2013.

[9] 李晓伟，王玉庆，杜国军，等. 药用柴胡资源调查及市场现状分析［C］. 海峡两岸暨CSNR全国第十届中药及天然药物资源学术研讨会论文集.2012：7.

[10] 丁永辉，宋平顺，床俊儒，等. 甘肃柴胡属植物资源及中药柴胡的商品调查［J］. 中草药，2002，33（11）：179-81.

[11] 权秀丽，顾国强，杨长花，等. 陕西柴胡属药用植物资源调查［J］. 现代中药研究与实践，2005，19（6）：29-30.

[12] 郭捍忠. 运城地区野生柴胡资源与分布［J］. 实用医技，2000，7（12）：948.

[13] 杜士明，叶方，杨光义，等. 柴胡属植物种质资源研究概况［J］. 现代中药研究与实践，2012，26（6）：72-75.

[14] 赵香妍，刘长利，薛文峰，等. 北京地区野生柴胡种质资源的ISSR研究［J］. 中国现代中药，2015，17（10）：1008-1013.

[15] 王晓英，马艳芝，客绍英，等. 11种柴胡种质综合品质评价［J］. 中药材，2015（4）：715-719.

[16] 姚入宇，陈兴福，邹元锋，等. 北柴胡种子生物学研究进展［J］. 中国中药杂志，2011，36（17）：2429-2432.

[17] 姚入宇. 青川产北柴胡种子采收与贮藏特性研究［D］. 雅安：四川农业大学，2013.

[18] 王秀丽，王义，王秀全，等. 三岛柴胡种子生物学特性研究［J］. 吉林农业大学学报，1997，19（2）：57-60.

[19] 贺献林，王旗，贺振宁，等. 野生柴胡生育特性及其对驯化栽培的启示［J］. 河北农业科学，2014，18（3）：82-84.

[20] 崔静. 4种柴胡栽培品种种子形态和发芽特性研究［J］. 山西农业科学，2013，41（11）：1194-1196.

[21] 赵立子，张婕，魏建和，等. 柴胡种子质量分级标准［J］. 中国农学通报，2012，28（7）：207-211.

［22］史君星，雷敬卫，董诚明.柴胡种子质量标准研究［J］.中医学报，2012，27（5）：592-594.

［23］朱洁.柴胡生产关键技术及质量评价研究［D］.咸阳：西北农林科技大学，2014.

［24］王启帅，李晓坤，杨云，等.不同采收期北柴胡指标性成分的动态积累研究［I］.中药材，2010，33（8）：1204-1207.

［25］郭战鹏，蒋传中，张兴悟，等.柴胡规范化生产标准操作规程（SOP）（讨论稿）［J］.中药研究与信息，2004，6（6）：17-22.

［26］胡继鹰，张正磷，何德刚.保康北柴胡生产操作规程研究［J］.现代中药研究与实践，2005，19（1）：26-28.

［27］杨慧，王书林，赵磊，等.剑阁柴胡规范化种植技术标准操作规程［J］.中国现代中药，2009，11（3）：21-24.

［28］林海霞，王砚，孙翠萍，等.竹叶柴胡规范化种植标准操作规程（SOP）［J］.中国医药指南，2011，9（31）：380-382.

［29］蔡翠芳.北方旱地柴胡种植技术［J］.基层中药杂志，2002（2）：39.

［30］赵海平，白招弟.万荣县西村乡旱地柴胡栽培技术［J］.种子科技，2016（7）：62-64.

［31］樊树龙.林下柴胡规范化栽培技术［J］.中国农技推广，2016（5）：35-36.

［32］王舜彩.冀北山地玉米套种柴胡技术要点［J］.特种经济动植物，2016（5）：39-40.

［33］杜岁虎，彭莉洁，李维龙.玉米-柴胡间作套种高产栽培技术［J］.农业工程技术，2016（11）：59.

［34］任菊芳.临洮县冬小麦套种柴胡栽培技术［J］.甘肃农业科技，2014（3）：62-63.

［35］康彦军.玉米-柴胡一膜两用栽培技术［J］.农业科技与信息，2016（13）：67-68.

［36］贺献林，李春杰，贾和田，等.柴胡玉米间作套种高效种植技术［J］.现代农村科技，2014（1）：11.

［37］王顺叶.辉县市柴胡优质高产栽培技术［J］.现代农业科技，2014（4）：96-97.

［38］邓友平，赵力强，尹作鸿.三岛柴胡的栽培技术［J］.中国中药杂志，1995（4）：207-208.

［39］温春爽，魏科，孟云.南和县柴胡优质高产栽培技术［J］.河北农业，2016（12）：8-9.

［40］秦雪梅，张丽增，郭小青.柴胡及药材习用名考订［J］.中药材，2007，30（1）：105-107.

［41］马亚民，杨长江，王林凤.柴胡本草考证［J］.陕西中医学院学报，2001，24（2）：42-43.

［42］国家医药管理局.七十六种药材商品规格标准［S］.北京：中华人民共和国卫生部.1984：30.

［43］王和平，黄金勇，徐美术.柴胡饮片古今研究概况［J］.中医药信息，2005，22（2）：15-19.

［44］刘素兰.柴胡的炮制与临床效用［J］.上海中医药杂志，2012（10）：62-63.

［45］王修增.柴胡的真伪识别［J/OL］.中国药材GAP网，2005.

［46］国家药典委员会.中华人民共和国药典［M］.北京：中国医药科技出版社，2015：280-290.

［47］湖南省食品药品监督管理局.湖南省中药材标准［S］.兰州：湖南科学技术出版社，2009：170.

［48］甘肃省食品药品监督管理局.甘肃省中药材标准［S］.兰州：甘肃文化出版社，2008：387.

［49］甘肃省食品药品监督管理局.甘肃省中药材标准［S］.兰州：甘肃文化出版社，2008：388.

［50］国家中医药管理局《中华本草》编委会.中华本草（5）［M］.上海：上海科学技术出版社，1999：909.

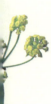

［51］陈亚双，孙世伟.柴胡的化学成分及药理作用研究进展［J］.黑龙江医药，2014，27（3）：630-633.

［52］朱鹤云，关皎，刘洋，等.HPLC法同时测定柴胡中皂苷a和皂苷d含量［J］.吉林医药学院学报，2016，37（6）：406-409.

［53］陈勇，邱燕，陈建伟，等.柴胡总皂苷纯化方法研究［J］.现代中药研究与实践，2016，30（1）：67-69.

［54］柴胡，药材辞典与现代化研究—药智数据 http://db.yaozh.com/yaocai/130.html.

［55］王斌，张腾霄，马松艳，等.柴胡的临床应用及配伍规律研究［J］.时珍国医国药，2012，23（1）：225-227.

［56］马占川.小议柴胡［J］.北方药学，2011（9）：73.

［57］刘维琴.柴胡临床应用体会［J］.中华实用医药杂志，2008，8（9）：828-829.